Was Hebammen erspüren

Gedruckt mit freundlicher Unterstützung über die St. Vinzenz Pallotti Stiftung

Sabine Hartmann-Dörpinghaus, geb. 1966, ist Hebamme und Professorin für Hebammenkunde an der Katholischen Hochschule Nordrhein-Westfalen (KatHo NRW) in Köln, wo sie Hebammenkunde, Angewandte Hebammenwissenschaft und Pflegepädagogik in verschiedenen Studiengängen lehrt. Ihre Schwerpunkte sind: Wissenschaftstheorie, professionelles Selbstverständnis, Phänomenologie, Hermeneutik, Diversity, Deutungskompetenz. Außerdem leitet sie den Hochschulzertifikatskurs „Praxisanleitung im Hebammenwesen".

Sabine Dörpinghaus

Was Hebammen erspüren

Ein leiborientierter Ansatz in Theorie und Praxis

Mabuse-Verlag
Frankfurt am Main

Bibliografische Information der Deutschen Nationalbibliothek
Die Deutsche Nationalbibliothek verzeichnet diese Publikation in der Deutschen Nationalbibliografie; detaillierte bibliografische Angaben sind im Internet unter http://dnb.d-nb.de abrufbar.

Informationen zu unserem gesamten Programm, unseren AutorInnen und zum Verlag finden Sie unter: www.mabuse-verlag.de.

Wenn Sie unseren Newsletter zu aktuellen Neuerscheinungen und anderen Neuigkeiten abonnieren möchten, schicken Sie einfach eine E-Mail mit dem Vermerk „Newsletter“ an: online@mabuse-verlag.de.

3., aktualisierte Auflage 2021

Kasseler Str. 1 a
60486 Frankfurt am Main
Tel.: 069 – 70 79 96-13
Fax: 069 – 70 41 52
verlag@mabuse-verlag.de
www.mabuse-verlag.de
www.facebook.com/mabuseverlag

Satz: Björn Bordon/MetaLexis, Niedernhausen
Umschlaggestaltung: Simone Pfundstein und Karin Dienst, Frankfurt am Main
Umschlagfoto: © Noel Matoff, Berlin

Druck: SOL Service GmbH, Schrobenhausen
ISBN: 978-3-940529-41-1
Printed in Germany

„So eine Arbeit wird eigentlich nie fertig,
man muß sie für fertig erklären,
wenn man nach Zeit und Umständen
das Mögliche getan hat.“

(Goethe 1787)

Inhalt

Abkürzungen

BDH	Bund Deutscher Hebammen e. V. (siehe auch DHV)
BEL	Beckenendlage
CTG	Cardiotokographie
DHV	Deutscher Hebammenverband
	(seit Oktober 2008 heißt der ehemalige BDH nun DHV)
Fidu	fingerdurchgängiger Muttermund
Grav	Gravida (Schwangere)
Hb	Hämoglobingehalt des Blutes
HebAPrV	Ausbildungs- und Prüfungsverordnung für Hebammen
HebG	Hebammengesetz
HGH	Hebammengemeinschaftshilfe e. V.
HHL	Hinterhauptslage
ICM	International Confederation of Midwives
KRS	Kreißsaal
MBU	Mikroblutuntersuchung
MM	Muttermund
O2-Sonde	Sauerstoffsonde
OP	Operationssaal
PFB	Pädagogischer Fachbeirat
SL	Schädellage
US	Ultraschall
VU	Vaginale Untersuchung
WHO	Weltgesundheitsorganisation
Z. n.	Zustand nach

Vorwort zur 3. Auflage

Der Mabuse-Verlag hat mir freundlicherweise die Möglichkeit eingeräumt, das vorliegende Büchlein zu überarbeiten. Durch die Nachfrage ist mir aufgegangen, dass heute ein ganz anderes Buch entstehen würde. Hintergrund des Buches war seinerzeit für mich der Versuch, das Originäre in der Hebammenarbeit zu fassen. Was könnte einen Aspekt des professionellen Selbstverständnisses von Hebammen bilden? Ausgangspunkt war damals für mich im eigenen Studienprozess und in weiteren Forschungsprojekten die Erkenntnis, dass das Originäre in der Peripartologie nicht im Abbildbaren und dem physikalischen Festkörpermodell aufgeht, sondern dass es noch etwas anderes geben muss, nämlich den Einbezug weiterer Entitäten.

Ein weiterer Eckpunkt für das Buch war die Prämisse, dass ich in einer Hebamme keine Geburtsmechanikerin sehe. Vielmehr handelt es sich um einen Beziehungsberuf und so wurde von mir in den folgenden Jahren für das Tätigkeitsspektrum von Hebammen das Begriffspaar „Begleiten" und „Betreuen" leibphänomenologisch eingeholt, um mich dem Lebendigen anzunähern. Die vorliegenden Zeilen waren ein erster Schritt in der Auseinandersetzung mit der Neophänomenologie und diesen Anfängen ist auch geschuldet, dass es sperrig geschrieben ist. Für die Sperrigkeit entschuldige ich mich, für die Inhalte und die Statements nicht.

In der Peripartologie muss es in meinem Verständnis um ein erweitertes Verstehen des Gegenübers und seiner Lebenswelt gehen. Es geht um ein Verstehen, welches nicht unbedingt an Sprache oder das Nonverbale gebunden ist. Dieses Verstehen ist heute aus der Mode gekommen. Ich teile die Kritik von Jürgen Mittelstraß (2010): Auf die Zuhörerschaft eines naturwissenschaftlichen Vortrags geht heutzutage ein PowerPoint-Gewitter nieder, vor dem es kein Entrinnen in irgendwelche Reflexivität oder Nachdenklichkeit gibt: Daten treten an die Stelle von Gedanken – verschlungene Denkprozesse fehlen. Dabei weiß doch jede medizinisch ausgebildete Person, dass ein Datum (nehmen wir 37,9 Grad Celsius) der Interpretation bedarf.

Vor dem Hintergrund dieser Kritik an der aktuellen Gedankenverschluderung hat sich für mich mit Hermann Schmitz eine Kernfrage für Gesundheitsfachberufe herauskristallisiert: Was muss ICH gelten lassen? Was muss ich in der geburtshilflichen Situation gelten lassen? Diese Frage lässt sich nicht ohne Nachdenken und den Einbezug des Leibes beantworten. Vielmehr benötigt eine Hebamme phänomenologisch-hermeneutische Deutungskompetenz. Bei einem Beziehungsberuf ist in einer beruflichen Situation unweigerlich Deutungskompetenz gefragt, da ein Ding nicht auf ein Ding trifft. Vielmehr treffen ein Mensch und noch ein Mensch und vielleicht noch ein Mensch und ein Ungeborenes in komplexen, vielsagenden Situationen, die von Vorsprachlichkeit, Ambivalenzen, Unwägbarkeiten, Wertekonflikten oder Intransparenz gekennzeichnet sein können, aufeinander, in denen eine essenzialistische Denke zu kurz greift. In der Peripartologie zeigt sich somit der diagnostische Prozess des Verstehens von Hebammen im phänomenologisch-hermeneutischen Ansatz.

Will eine Hebamme unter der Geburt die Singularität der gebärenden Person ernst nehmen, kommt sie um diese Deutungskompetenz nicht umhin. Das bedeutet, dass die Hebamme neben der Einzigartigkeit von Person und Situation auch eine ontologische Auseinandersetzung ohne dingliche Anbindung in ihre Praxistätigkeit miteinbezieht, also ebenfalls Atmosphären oder Stimmungen berücksichtigt. Entgegen einer dingontologischen Betrachtung liegt dieser verstehende Zugang auf einer anderen Taxonomiestufe als der erklärende Zugang der Naturwissenschaften. Es ist die subjektive Tatsache des affektiven Betroffenseins, die eine unhintergehbare Evidenzgrundlage für die praxisrelevante Geltungsfrage bietet. Anders als in den Naturwissenschaften gibt es für den Gegenstand in der sozialwissenschaftlichen Perspektive (denken wir an Misogynie, Rassismus oder andere Machtstrukturen) eben keinen Konsens im Sinn einer einzigen Grundlagentheorie. Vielmehr wird man mit einer Vielzahl von Positionen, Denkansätzen oder Denkschulen konfrontiert, um das Phänomen des Sozialen aufzuklären.

Seit vielen Jahren bin ich nun in meinen Vorlesungen beim Vertreten dieser Thesen auf das Zuhören und das Mitdenken der Studierenden und Seminarteilnehmenden angewiesen, da diese Inhalte, Auseinandersetzungen und Erkenntnisse sich nicht in einem PowerPoint-Gewitter oder einem p-Wert fassen lassen. Das heißt, in meinen Vorlesungen und Seminaren verfolge ich das Ziel, zu irritieren, um dann mithilfe eines phänomenologisch-hermeneutischen Verständnisses einen Gedanken weiter auszuführen. Dabei sind die Diskussionen immer von der Haltung getragen, dass es bei der Auseinandersetzung nicht um die Festigung einer bestimmten Perspektive auf Geburtshilfe geht, sondern vielmehr darum, den epistemischen Gehalt verschiedener Herangehensweisen zu bergen.

Es geht darum, einen Sachverhalt zu durchdringen und verschiedene Perspektiven (beispielsweise im Hinblick auf das Gendern, professionelle Distanz oder Selbstbestimmung) zuzulassen, sprich: Multiparadigmatizität. Diese ermöglicht es den Studierenden, sich gegen ein containerhaftes, essenzialisierendes Denken in Schablonen zu stellen und die für die berufliche Beziehungsgestaltung so wichtigen Differenzen auszuhalten und Vielfalt nicht nur zur Kenntnis zu nehmen, sondern auch zu verstehen. Für diesen Verstehensprozess, der einer essenzialistischen Anthropologie und substanzontologischen Betrachtung von Geburtshilfe diametral entgegensteht, bildet die Lektüre immer noch einen gelungenen Anfang.

Ich würde mir wünschen, dass wir uns auch in Zukunft im Sinne der Familien den Luxus des Nachdenkens, des Spürens und des Irritierens gönnen, um zu einem erweiterten Verstehen beizutragen und zu einem fundierten Urteil zu gelangen.

Sabine Hartmann-Dörpinghaus
Im November 2021

Geleitwort

Was erspüren Hebammen vor, während und nach einer Geburtsbegleitung? Und: Wie können sie verbal darüber kommunizieren? Noch interessanter ist die Frage: Wie erspüren sie das Gespürte?

Hebammen haben es in ihrem Beruf per se mit dem Leben, mit Lebendigkeit, mit Leiblichkeit zu tun – und dies in Situationen der existenziellen Krise. Ebenso wie am Lebensende eines Menschen, steht am Lebensanfang das gesamte Dazwischen zur Disposition – unabhängig von einer quantitativ messbaren Lebenszeitspanne. In diese Situation der existenziellen Selbstbetroffenheit sind drei Personen einbezogen: die Mutter, das Kind und die Hebamme. Sie muss Teil dieser gemeinsamen Situation von Mutter und Kind werden, die über einen Zeitraum von neun Monaten gewachsen ist, um überhaupt ein Gespür für das Geschehen zu entwickeln. Gleichzeit trägt sie dafür Sorge, dass diese gewachsene Zweiersituation in und durch diese Krise (der Geburt) einen geglückten Individuationsprozess initialisiert.

Wie funktioniert dieser „paradoxe Brückenschlag" zwischen Gebärender und Hebamme (evtl. auch noch Partner)? In den einschlägigen Lehrbüchern und Ausbildungskonzepten wird dargelegt, was wann zu tun ist. Physiologische, anatomische, psychologische etc. Begründungskonzepte reichen dabei meist nicht weit genug. Es bleibt immer ein un*sag*barer Rest, der nicht durch Lehrbuchwissen vermittelt werden kann, weil er bislang keine Sprache hatte. Wann und wie entwickelt eine Hebamme das so genannte Fingerspitzengefühl, diese intuitive Fähigkeit und Fertigkeit, *vor* den Signalen der technischen Instrumente die Gewissheit über das prospektive Geschehen zu haben?

In dem vorliegenden Buch wird hierfür endlich ein Schlüssel geliefert. Zwar ist die Leibphänomenologie nach Hermann Schmitz nicht neu – sie ist im Wesentlichen seit den 60er Jahren des letzten Jahrhunderts entwickelt worden –, jedoch kommt sie jetzt erst allmählich in anderen Disziplinen zu Gehör. Welches Potential dieser theoretische Ansatz für praktische Gesundheits- und Sozialberufe liefert, erschließt die Autorin in diesem Werk den Hebammen, die eine Sprache für ihr Tun suchen. Ausgangspunkt bilden dabei der Leib bzw. die Leiblichkeit, die leibliche Kommunikation sowie Atmosphären,

Gefühle und affektives Betroffensein. Die große innovative Leistung der Autorin besteht darin, dass sie ein gleichermaßen theoretisch anspruchsvolles wie grundlegend praxisbezogenes Werk für Hebammen bereitstellt. Damit wird der Grundstein für eine Theorie der Geburtshilfe aus Hebammensicht gelegt. Insofern enthält es auch (berufs-)politische Sprengkraft.

Eine Warnung an die Leserinnen und Leser sei vorab erlaubt: Das Buch liest sich streckenweise „sperrig". Das liegt aber nicht an der Schreiberin, sonder daran, dass man beim Lesen spürt, dass es wohl eher die eigenen Gedanken sind, die sich dem Neuen zu sperren versuchen. Die gewohnten disziplinären Denkbahnen zu verlassen und sich auf die unwillkürlichen Lebenserfahrung, auf die Akzeptanz der subjektiven Tatsachen einzulassen, ist ein hoher Anspruch; gleichermaßen jedoch die Voraussetzung für Verstehen dieses theoretischen Grundlagenwerkes. In diesem Sinne wünsche ich allen Leserinnen und Lesern Einblicke in die eigenen Grenzen sowie Ausblicke auf die Wege, die sich eröffnen, wenn man das Wagnis neuer Denkhorizonte eingeht. Der Autorin wünsche ich eine weite Verbreitung ihres Werkes und die Lust, sich weiterhin mit der Thematik im Sinne der wissenschaftlichen Grundlagenforschung im Bereich der Hebammenkunde zu befassen.

Prof. Dr. disc. pol. Charlotte Uzarewicz

Danksagung

> „Nicht die unpersönlichste, sondern die persönlichste Wahrnehmung offenbart uns am meisten von dem, was die Wirklichkeit aus sich selbst ist. Es gehört zu den immer noch nicht ausgeräumten Vorurteilen des neuzeitlichen Denkens, etwas sei um so objektiver, je weniger subjektiv es ist.“[1]

Das vorliegende Buch ist aus einer akademischen Qualifikationsarbeit hervorgegangen, die im Jahr 2008 zur Verleihung des Grades Master of Science führte. Das Manuskript der Masterarbeit wurde im Herbst 2009 überarbeitet und aktualisiert. Mit der im Buch thematisierten Leibphänomenologie sind Vorgehensweisen, Handlungen und Phänomene[2] aus meiner Hebammentätigkeit, die immer schon existent waren und deren Tatsächlichkeit nicht von mir bestritten werden konnte, greifbar geworden.

Im Buch wird die Theorie des Leibes vorgestellt und damit eine andere wissenschaftliche Betrachtungsweise des Hebammenwesens ermöglicht und theoretisch fundiert. Hintergrund ist der, dass die Betrachtung einfacher Ursache-Wirkungs-Zusammenhänge die Komplexität und Mannigfaltigkeit des Lebens außer Acht lässt. Das Buch geht von der Grundannahme aus, dass im holz- und metallverarbeitenden Gewerbe das Kausalitätsprinzip tragen mag – in komplexen Lebenszusammenhängen jedoch an seine Grenzen stößt. Der mystisch anmutende Vorgang der Geburt erfordert eine holistische Betrachtungsweise beobachtbarer Phänomene, während bisher mit der operationalisierten und symptomorientierten Diagnostik weitergehende (vor-)sinnliche Faktoren und Erscheinungen des Geburtsprozesses vernachlässigt wurden.

Es geht um Erkenntnisgewinn durch Beschreibung der Wirklichkeit, losgelöst vom naturwissenschaftlich-reduktionistischen Denkstil und fernab von Mystik und Esoterik. Es geht für mich um eine leibphänomenologische Betrachtung des Hebammenwesens mit dem Versuch, bereits gelebte Geburts-

1 Robert Spaemann 1996 zit. in Bavastro 1999, 170.

2 Ein Phänomen ist in diesem Zusammenhang ein Sachverhalt, der sich zeigt, dem der Betreffende sich nicht entziehen und welches er auch nicht leugnen kann (vgl. Blume 2003, 10).

hilfe theoretisch zu fundieren und ihr eine Sprache zu geben. Die unreflektierte Übernahme somatisch orientierter Lösungsansätze darf nicht darüber hinwegtäuschen, dass nur verschiedene wissenschaftliche Lösungsmuster helfen werden, den komplexen Vorgang zu verstehen.

Helmut Müllers anthropologische Ausführungen und Charlotte Uzarewiczs Vorlesungen zum Leib haben dazu beigetragen und mich mit über 40 Jahren *affiziert*. Frau Prof. Dr. Uzarewicz hat mich mit ihren kritischen Überlegungen, befruchtenden Anmerkungen und Ermutigungen immer tiefer in die *Theorie des Leibes* eingeführt und meine Sichtweise verändert. Durch ihre Überlegungen und Ermunterungen erst einmal wieder einen Schritt zurückzutreten, habe ich für mich entdeckt, dass man tatsächlich auch noch anders denken kann. Durch den Auseinandersetzungsprozess und dieses Umdenken habe ich einen neuen und anderen Zugang zum Leben und zur Sichtbarmachung eines Kernelementes im Hebammenwesen gefunden. Die wissenschaftstheoretische Auseinandersetzung und das neu gewonnene sprachliche Vermögen sind für mich persönlich und für die Reflexion meiner bisherigen Hebammentätigkeit eine große Bereicherung. Die Anwesenheit von Atmosphären war für mich während meiner Praxiszeit im Kreißsaal spürbar. Diese Begegnungen eröffneten mir eine neue lebbare und zugleich verstörende Welt. Mit der leibtheoretischen Fundierung ist es mir nun möglich, dieser Welt auch philosophisch Ausdruck zu verleihen.

Den Grundstein hierfür, *wissenschaftliche Tatsachen* auch einmal anders zu beleuchten, hatten im ersten Studienprozess Prof. Dr. Elisabeth Badry und Prof. Dr. Marcus Siebolds gelegt. Ihnen sei für die Nachhaltigkeit Ihrer Vorlesungen an dieser Stelle Dank gesagt sowie allen anderen, die ihren Mosaikstein zur Änderung meines Denkstils beigetragen haben. Dank gilt in diesem Zusammenhang auch Prof. Dr. Heribert Gärtner. Er hat als damaliger Dekan des Fachbereichs Gesundheitswesen in Köln erstmalig auch Hebammen zugelassen und mir somit die Möglichkeit einer Denkstilerweiterung und akademischen Bildung gegeben.

Eine solche Arbeit ist nie das Werk einer Einzelnen. Hier gab es Menschen, die mich versorgten, ermunterten und mir den Rücken freihielten. Mein besonderer Dank gilt meiner Familie, die unermüdlich für mich da war und die intermittierende Funkstille ertragen hat.

Ermutigung und Unterstützung erhielt ich während meiner Schaffensphase vor allem von Frau Dipl.-Pflegewiss. Beate Schröter und Frau Dipl.-

Berufspädagogin Cornelia Kühn-Hempe, die diese Arbeit mit nüchternen wie offenen und ebenso verständnisvollen Gesprächen begleiteten, wichtige Diskussionen mit mir führten und sich ebenfalls als kritische Leserinnen zur Verfügung stellten. Ferner möchte ich mich bei der St. Vinzenz Pallotti Stiftung und bei meinen Kolleginnen und Kollegen für ihre Unterstützung bedanken.

Ich hoffe, dass noch viele weitere Kolleginnen an der Theorie des Leibes mitarbeiten und es uns gelingt, etablierten Handlungsweisen im Hebammenwesen eine Sprache zu geben. Gerade Vorstellungen und Sachen, die in meinem Beruf selbstverständlich erscheinen, habe ich unter die Lupe genommen: Körper, Körper-bewusstsein, Ober-körper, Unter-leib, Geburts-medizin, Geburts-hilfe usf.

Manch einer wird die nachfolgenden Ausführungen vielleicht als Besinnungsaufsatz charakterisieren, aber den Kritikern sei vorweg gesagt, dass die naturwissenschaftlich-reduktionistischen Modelle nicht immer tragen und dass gerade in der Geburtshilfe es nicht immer möglich ist, das, was im Leben unsicher und diffus oder unbestimmt ist, auf Abstand zu halten. Gerade jene verschwommenen, vielsagenden Phänomene gilt es zu beschreiben.

Um es mit Weizenbaum auf den Punkt zu bringen:

> „Mich stört das von vielen formulierte Credo, jeder Aspekt menschlichen Lebens sei berechenbar, formalisierbar, ließe sich entschlüsseln. … Sie sind … notwendig, sie sind brauchbar, um bestimmte Aspekte des menschlichen Lebens zu verstehen – aber sie sind eben und dies gerät zunehmend aus dem Blick, Abstraktionen und erfassen nie das Ganze und Gesamte."[3]

3 Weizenbaum 1997 zit. in Bavastro 1999, 164.

Vorwort an den vermeintlichen Leser

Im vorliegenden Buch geht es um die Einsicht, dass Verstehen keineswegs nur ein auf den Anderen gerichteter Prozess ist, sondern sich immer auch und gerade rückbezieht auf eigene Standpunkte und vertraute Auffassungen, auf die Beschränkung des eigenen Weltbildes. Fremdverstehen – in diesem Falle der Autorin – impliziert somit Selbstreflexion.

Selbstreflexion, verstanden als Nachdenken darüber, wie eigene Meinungen und Werturteile zustande gekommen sind. Ferner die Anerkennung, dass der Andere, der Fremde eine ebenso gültige Weltsicht mitbringt. Ich wünsche mir für das vorliegende Buch in der scientific community Gesprächsbereitschaft, um in die unterschiedlichen Positionen im Sinne einer leibrespektierenden und subjektorientierten Geburtshilfe Bewegung zu bringen.

Für wen ist dieses Buch?

Diese Frage lässt sich nicht personen- oder berufsbezogen beantworten. Das Buch beschäftigt sich mit der Leibphänomenologie und diese ermöglicht dem Hebammenwesen das Proprium, den Leib ins Zentrum zu rücken und zu explizieren. Dem Hebammenwesen wird die Gelegenheit einer eigenen Theoriefundierung eröffnet.

Was ist das Originäre im Bereich der Hebammenkunst? Was macht die hebammenfachliche Eigenart aus, wenn fundamental mit den methodischen Angeboten medizinischer Entwürfe operiert wird, die sich erklärtermaßen nicht hebammenfachlich definieren?

Das geburtsmedizinische wurde in Abgrenzung zum geburtshilflichen Vorgehen bereits vielfach beschrieben. Die therapeutischen Maßnahmen divergieren zwischen beiden Ansätzen ganz offensichtlich und die konträren Positionen werden aufgrund vermeintlicher und unterstellter Fehlbehandlungen weiter verfestigt. In der Praxis erregen sich an neuralgischen Themen wie der Hausgeburt, Wassergeburt oder den Geburtspositionen die Gemüter. Bei dem Versuch, Geburtsmedizin und Geburtshilfe gegeneinander abzugrenzen, führen die Diskussionen um apparative Überwachung, Risikoselektion und standardisiertes Vorgehen in Abgrenzung zu Ganzheitlichkeit, Naturheilkunde, Frauenzentriertheit und Therapievielfalt in Form von Aroma- bis zur Fußreflexzonentherapie nicht wirklich weiter.

Auch der nächste Ansatz trägt nicht zur Unterscheidung bei. In vielen Vorträgen wird proklamiert, das Hebammenwesen benötige Erfahrung, evidence-based medicine und Intuition. Was sich hinter den ersten beiden Begriffen verbirgt, erschließt sich sehr schnell: ein langjähriges und breites Erfahrungswissen und randomisiert-kontrollierte Studien. Die Geburtsmedizin benötigt jedoch ebenso Erfahrungswissen und die gegenwärtig beste Evidenz für eine praktisch-klinische Fragestellung.

Auch Konstrukte wie *Natürlichkeit* oder *seelische Zuwendung* sind unscharf und treffen mit Unterschieden für beide Parteien zu. Auch wenn man bestimmte Charaktereigenschaften als Unterscheidungskriterium glaubt schnellstens anführen zu können, so erweisen sich die Definitions- und Abgrenzungsversuche genau betrachtet doch als kompliziert, sofern sie nicht inhaltlich sowieso unbestimmt bleiben. Einzig das Wissenschaftsverständnis eignet sich als trennscharfes Unterscheidungsmerkmal.

In dem vorliegenden Buch wird das Hebammenwesen einmal aus einer anderen wissenschaftlichen Perspektive als mit dem erdrückenden Einheitswissen des medizinisch-reduktionistischen Denkstils betrachtet. Dieser hat die Subjektvergessenheit zum Äußersten getrieben. Dabei tritt unter der Geburt deutlich hervor, dass wir unseren Leib nicht bedienen können wie ein Autofahrer seinen Wagen. Aus der leibphänomenologischen Perspektive sind Leib und Subjektivität untrennbar miteinander verbunden. Wer sich für dieses Geschehen um die Theoriefundierung interessiert, der wird dieses Buch mit Neugierde lesen, denn mit dem leibphänomenologischen Ansatz werden sowohl die subjektiven Tatsachen der Gebärenden als auch die zahlreichen Handlungen der Hebammen rehabilitiert.

Anmerkungen zum Sprachgebrauch

Die im Folgenden verwendeten Personen- und Berufsbezeichnungen stehen immer gleichwertig für beide Geschlechter, auch wenn sie nur in einer Form benannt sind.

Angesichts des Objektivitätsanspruchs wissenschaftlicher Arbeiten gilt die Verwendung der Ich-Perspektive bei vielen als unangemessen. Es wird empfohlen, die Anonymität des „Wir" der häufig aufdringlichen Ichform vorzuziehen oder den Sachverhalt abstrahiert darzustellen.[1] Die neutrale Form wird von mir bewusst dort nicht verwendet, wo es darum geht, den Leser auf eine besondere Weise anzusprechen und ihn in den Gang meiner eigenen Überlegungen mit einzubeziehen.

Während einerseits die gesetzlichen Vorgaben inklusive der vorbehaltenen Aufgaben im Hebammenwesen und auch die hebammenfachliche Arbeit klar geregelt respektive umrissen sind[2], gibt es andererseits keine eindeutige Bezeichnung für das primär hebammenfachliche Tätigkeitsfeld.[3] Für die wissenschaftliche Disziplin in diesem Bereich wurde weder von Institutionen und Ministerien noch von Verbänden definiert, was nach Begriff, Inhalt und Abgrenzung unter *Hebammenwissenschaft* zu verstehen ist. Der von Berufspraktikern, Lehrerinnen für Hebammenwesen und auch Wissenschaftlerinnen[4] verwendete, aber sprachlich eher ungenaue Begriff der *Hebammenwis-*

1 Vgl. Andermann et al. 2006, 90.

2 Die Kompetenzen einer Hebamme sind in einem geringen Umfang über das Gesetz über den Beruf der Hebamme und des Entbindungspflegers vom 04.Juni 1985 (BGBL. I S. 902), zuletzt geändert durch das Gesetz vom 27. April 1993 (BGBL. I S. 512) und sonst ausführlich über die Länder (nach Art. 74 GG) geregelt. Wie bei den übrigen bundesgesetzlichen Regelungen für nichtärztliche Heilberufe hat die Regelung über die Erteilung der Erlaubnis zur Führung der Berufsbezeichnung sowie die Ausbildungsregelung ein entscheidendes Gewicht auch für Hebammen und Entbindungspfleger. Neben der Führung der Berufsbezeichnung werden den Hebammen auch bestimmte Tätigkeiten vorbehalten (vgl. § 4 des Hebammengesetzes *vorbehaltene Tätigkeiten, Hinzuziehungspflicht des Arztes*) (vgl. Horschitz/Kurtenbach 2003).

3 Vgl. Dörpinghaus/Schröter 2005, 206.

4 Vgl. Cluett/Bluff 2003, 25.

senschaft hat keinen Bestand, da die wissenschaftliche Auseinandersetzung sich nicht auf die handelnde Person und den Berufsstand beziehen kann. Folglich wird der Terminus von mir nicht gebraucht. Ein konsentierter Begriff für den eigentlich zentralen Forschungsgegenstand, wie er sich im englischen *Midwifery Research* ausdrückt, existiert nicht.[5] Daher wird in Ermangelung eines wissenschaftlich korrekten und zugleich etablierten Begriffs die Bezeichnung *Wissenschaft der peripartalen Versorgung* verwendet.[6] Die Bezeichnung umfasst das Tätigkeitsfeld der Hebamme in seiner gesamten Komplexität und hebt nicht Einzelphasen, wie die Geburt oder das Wochenbett, isoliert hervor.

Bei den Situationsbeschreibungen in Kapitel 6 wurde zugunsten einer besseren Lesbarkeit auf sprachliche Ausführungen im Konjunktiv wie *es könnte sein, dass die Gebärende oder die* Hebamme usf. verzichtet. Für die Situationsbeschreibungen gilt ferner, dass durch Nennung der Berufsgruppe kein idealisiertes Alleinstellungsmerkmal für Hebammen erhoben werden soll, auch wenn sie aufgrund ihrer Vorbehaltsaufgaben für die Geburt zuständig sind. Die genannten Beispiele wie Reiterstand oder Atmen können selbstverständlich auch durch andere Personen und Berufsgruppen übernommen werden.

---

5 Der Forschungsgegenstand umfasst das Wohlergehen der Frauen mit ihren Kindern von der Planung der Schwangerschaft bis zum Spätwochenbett, vgl. Zoege 2004, 12.

6 Vgl. Dörpinghaus/Schröter 2005, 206 ff.

Einleitung

Das Hebammenwesen steht auf der Schwelle zur Wissenschaft. Innerhalb der Grundausbildung und der Vorgaben im Fort- und Weiterbildungssektor[1] ist das Hebammenwesen auf der curricularen Ebene mit seiner Fächersystematik durch Natur- und Geisteswissenschaften geprägt, wobei die naturwissenschaftliche Ausrichtung überwiegt.[2] Obwohl die Geburtsmedizin bereits auf eine lange Forschungstradition zurückblicken kann, sind bestimmte Situationen mit modernster Medizintechnologie noch immer unerklärlich.[3]

Zwei Aspekte sollen in diesem Zusammenhang erwähnt werden. Zum einen wird jede Berufspraktikerin im Kreißsaal bestätigen, dass trotz einwandfreier Cardiotokographie (CTG) ein Kind mit einem dramatischen arteriellen pH-Wert oder/und schlechten Apgar-Werten geboren werden kann

---

1 Siehe hierzu die Vorgaben für den Fort- und Weiterbildungssektor (vgl. Groß et al. 2005).

2 Die curricularen Grundlagen stellen sich wie folgt dar: Anfang der 90er Jahre wurde vom Bund Deutscher Hebammen e. V. (BDH) ein Lehrplan für die Hebammenausbildung veröffentlicht (vgl. BDH 1990) der als Stoffverteilungsplan anzusehen ist. Bayern hielt als erstes Bundesland ein eigenes Curriculum vor (vgl. Bayerisches Curriculum 1993), an dem sich viele Schulen aufgrund des Alleinstellungsmerkmals orientierten. Von der Hebammengemeinschaftshilfe e. V. (HGH) wurde 1999 ein Leitfaden für Schwangerschaft, Geburt und Wochenbett herausgegeben (vgl. HGH Schriftenreihe 1999). Vom Bayerischen Staatsministerium für Unterricht und Kultus wurde für die unterschiedlichen Ausbildungsgänge ein neuer einheitlicher Lehrplan erlassen (vgl. Bayerisches Staatsministerium für Unterricht und Kultus 2002). Somit stellt die Ausbildungs- und Prüfungsordnung neben den oben genannten Beständen die einzige Orientierungsgrundlage für die Gestaltung des theoretischen und fachpraktischen Unterrichts dar, sofern die Schulen nicht eigene Lehrpläne und Curricula entwickelt haben. Aktuell wurde im Januar 2002 erstmals eine Doktorandenstelle für die „konzeptionelle Entwicklung eines Curriculums für die berufliche Erstausbildung von Hebammen/Entbindungspflegern an deutschen Fachhochschulen mit dem Abschluss „Bachelor of Midwifery“ ausgeschrieben. Für NRW läuft seit 2007 an sechs Schulen ein Modellprojekt auf der Grundlage der empfehlenden Ausbildungsrichtlinie (vgl. Ministerium für Arbeit, Gesundheit und Soziales 2005). Ferner arbeitet der pädagogische Fachbeirat (PFB) seit geraumer Zeit an einem modularisierten Curriculum, welches sowohl in der Ausbildung als auch an der Fachhochschule verwendet werden können soll. Die oben genannten Bestände orientieren sich überwiegend an einer Fächersystematik.

3 Vgl. Cluett/Bluff 2003, 30.

und umgekehrt.[4] Ausgangspunkt der vorliegenden Arbeit ist, dass trotz etablierter Verfahren Hebammen zum Teil *Dinge wahrnehmen die* von Geräteergebnissen unabhängig sind. Hebammen erleben innerhalb der Betreuung von Schwangeren, Gebärenden und Wöchnerinnen, dass das gelernte positivistische Paradigma nicht umfassend genug ist und Lücken lässt, die jedoch für den Betreuungskontext der Frauen bedeutsam sein können. Hebammen wenden in ihrem Praxisfeld Maßnahmen[5] an, die vor dem positivistisch geprägten Paradigma unverständlich erscheinen.[6]

Zum anderen kann aus der Perspektive der Gebärenden formuliert werden, dass die Bedeutung sinnlicher Verfasstheit gerade im Geburtsprozess deutlich hervortritt, da dies ein Lebensabschnitt ist, der sich kognitiv nicht steuern lässt. Innerhalb dieser Arbeit sollen jedoch nicht die alternativen, komplementären Heilverfahren im Vordergrund stehen[7], sondern vielmehr sollen die alltäglichen Kernsituationen von Hebammen mit Gebärenden im geburtshilflichen Kontext beschrieben und vor dem Hintergrund der Leibphänomenologie analysiert werden.

Dieser Kontrast zwischen naturwissenschaftlich-medizinisch orientierter Ausbildung und alternativ gelebtem Praxisfeld ohne weitgehende theoretische Fundierung bildet den Ausgangspunkt der vorliegenden Untersuchung. Es wird danach zu fragen sein, inwiefern ein anderer Ansatz einen Zugang für das Handlungsfeld zu liefern vermag. So sind bereits in der Sozialen Arbeit leibtheoretische und ästhetische Dimensionen in der Praxis mit verschiede-

---

4 Die bestrittene Effektivität des CTG oder die Sensitivität der auskultatorischen Herztonüberwachung sollen hier nicht thematisiert werden. Die auskultatorische Herztonüberwachung scheint im Aufdecken fetaler Störungen genauso erfolgreich zu sein wie das CTG, wobei die Sensitivität des auskultatorischen Verfahrens besser abschneidet (vgl. Sayn-Wittgenstein 2007, 68).

5 Hebammen wenden je nach Qualifizierung Maßnahmen aus den vielfältigsten Bereichen an, wie Haptonomie, Fußreflexzonentherapie, Akupunktur, Homöopathie, Aromatherapie, Osteopathie, Wassershiatsu usf.

6 Der Einsatz bestimmter Maßnahmen führt bei der angrenzenden Berufsgruppe der Medizinerinnen – die doch eher in einem mechanistischen Weltbild verhaftet sind (vgl. Nager 1999, 153) – oft zu Unverständnis.

7 Für die komplementäre Medizin wird schon seit langem ein interdisziplinärer Diskurs gefordert. Zugleich erhebt sich die ebenso begründete Forderung nach einer wissenschaftlichen Ausarbeitung der komplementärmedizinischen Zielsetzungen (vgl. im Folgenden Ausfeld-Hafter 1999, 5).

nen Zielgruppen relevant.[8] Im Bereich des Hebammenwesens ist die Berücksichtigung entsprechender Ansätze bislang ein Novum. Die Forschungsfrage dieser Arbeit lautet daher: Welche Bedeutung haben leibliche Kommunikation und Atmosphären im geburtshilflichen Kontext bzw. im Bereich des Hebammenwesens? Zur Klärung dieser Frage ist die Betrachtung der leiblichen Kommunikation und des Atmosphärenbegriffs im Bereich der Leibphänomenologie notwendig. Darauf aufbauend werden geburtshilfliche Phänomene und Kernsituationen beschrieben und leibphänomenologisch analysiert. Bei der Leibphänomenologie handelt es sich nicht um einen Ansatz, dessen Sinn- und Aufgabenbestimmung unmittelbar darin erkennbar wird, mit geburtshilflichen Antworten auf Notlagen zu reagieren. Seine Existenzberechtigung könnte folglich in Frage gestellt werden. Der hier gewählte phänomenologische Ansatz versteht sich als methodische und systematische Herangehensweise, die nicht dem positivistischen Paradigma entspricht. Er stellt zugleich einen Versuch dar, von der wissenschaftlichen Erklärung der Welt zu den Sachen selbst zurückzukehren, ihre Eigenart und Wesensstruktur als Phänomen zu erfassen und zur Sprache zu bringen.[9]

Mit Hilfe der leibphänomenologischen Betrachtung soll eine Perspektiverweiterung im Hebammenwesen ermöglicht werden die unter Anerkennung der leiblichen Kommunikation und des Atmosphärenbegriffs einen anderen Zugang zu geburtshilflichen Situationen zu leisten vermag.

Die vorliegende Arbeit ist kein ausschließliches Plädoyer für den einen oder anderen Theorieansatz, sondern soll lediglich als Fürsprache dafür verstanden werden, die Blickrichtung der Leibphänomenologie dem Hebammenwesen aufzuzeigen und für deren Erkenntnisse zu öffnen. Dazu wird in einem ersten Schritt die Hebammentätigkeit in ihrem Selbstverständnis, ihren Aufgaben, Anforderungen und notwendigen Kompetenzen charakterisiert. Im zweiten Kapitel wird in Abgrenzung zu den Geisteswissenschaften der naturwissenschaftliche Hintergrund herausgestellt. Hierauf basierend wird in Kapitel 3 das Hebammenwesen aus naturwissenschaftlicher Perspektive untersucht. Im Anschluss daran werden Bausteine der leibphänomenologischen Perspektive von Hermann Schmitz (Kapitel 4) betrachtet und insbesondere das Verständ-

8 Blinde Kinder erfahren ihre Umwelt bspw. über den Tanz (vgl. Mayer 2000, 37), Alzheimer-Kranke erleben sich über Musiktherapie (vgl. Knöss 2000, 34–36).

9 Vgl. Fuchs 2000, 26. Entscheidend in diesem Erkenntnisprozess ist die Erfahrung (vgl. Seelinger 2003, 49).

nis von eigenleiblichen Regungen, leiblicher Kommunikation und Atmosphären (Kapitel 5) ausführlich erläutert. In Kapitel 6 wird das Hebammenwesen aus leibtheoretischer Perspektive beleuchtet und aufgezeigt, welcher Zusammenhang zwischen zeitgenössischer Hebammenarbeit und Leibphänomenologie besteht.

1 Charakteristik des Hebammenwesens

Die Geburt ist als komplexes physiologisches Zusammenspiel verschiedener Prozesse zu verstehen, die einer gewissen Dynamik und bestimmten Einflussfaktoren unterliegen die bis heute kaum systematisch untersucht wurden.[1]

Die Tätigkeit einer Hebamme, zu deren Klientel neben der Frau und dem (ungeborenen und geborenen) Kind auch der Partner zählt, setzt ein vorrangig auf Unterstützung und Begleitung, Förderung, Beratung und Anleitung ausgerichtetes Selbstverständnis und Handeln voraus, das sich deutlich von der Orientierung an somatischer Behandlung bzw. medizinischer Kuration akuter Krankheiten unterscheidet.[2]

Im Geburtsverlauf übernimmt die Hebamme, neben der Begleitung des Partners und weiterer Angehöriger, eine betreuende und sorgende Doppelfunktion für Mutter und Kind. Diese Doppelfunktion liegt in der existentiellen Bedrohung zweier fürsorgebedürftiger Personen begründet. Aus der Betreuung dieses Lebensabschnitts ergeben sich Anforderungen, die als eigenständige, selbstverantwortliche Praxishandlungen, aber auch als koordinierendes, kooperierendes und interdisziplinäres Arbeiten zu kennzeichnen sind.[3]

Die Anforderungen an den Hebammenberuf leiten sich somit zum einen aus dem rechtlich definierten Tätigkeitsspektrum ab, zum anderen aus dem gesamtgesellschaftlichen Kontext, aus dem heraus Hebammenhilfe von Frauen und Familien nachgefragt wird (gesellschaftlicher Auftrag).[4]

Die seit Ende der 60er Jahre eingeengte Tätigkeit der Hebammen auf die reine Kreißsaaltätigkeit erlebte in den letzten Jahrzehnten eine Kehrtwende.[5] Der Aktionsradius hat sich stark erweitert und erhebt den Anspruch auf pro-

---

1 Vgl. Sayn-Wittgenstein 2007, 36.

2 Vgl. im Folgenden hierzu Zoege 2004; Dörpinghaus/Schröter 2005; Sayn-Wittgenstein 2007.

3 Vgl. Zoege 2004; vgl. Dörpinghaus/Schröter 2005; vgl. Sayn-Wittgenstein 2007.

4 Siehe hierzu das Hebammengesetz in Horschitz/Kurtenbach 2003, 12; 34–39 und die Entwicklung der außerklinischen Geburtshilfe (vgl. Sayn-Wittgenstein 2007).

5 Vgl. Zoege 2002, 14–15 u. 24 f.; vgl. Schumann 2009, 51; 53; 79; 118–119; 292–293.

fessionelles Handeln.[6] Das Tätigkeitsfeld von Hebammen stellt eine zentrale Gesundheitsdienstleistung für Schwangere, Gebärende und Mütter mit Säuglingen dar. Der Gesetzgeber hat den Kompetenzbereich einschließlich der vorbehaltenen Tätigkeiten der Hebammen in § 4 HebG eindeutig geregelt.[7]

Damit sind Hebammen in der Ausübung der Geburtshilfe einschließlich der Überwachung des Wochenbettverlaufs selbstständig und unterliegen nicht der ärztlichen Weisungsbefugnis.[8] Die Leitung der normalen Geburt und die Überwachung des Wochenbettes schließt die Ausübung der Heilkunde ein. Welche Medikamente Hebammen dabei einsetzen dürfen, ist in den Berufsordnungen der Länder geregelt. Auch der Einsatz von Homöopathie und Akupunktur ist ihnen im Rahmen der Vorbehaltstätigkeiten gestattet.[9]

Ihr Handeln wird in der Literatur durch bestimmte Merkmale charakterisiert:

- das Prinzip des primär abwartenden Verhaltens und
- das Prinzip der gekonnten Nichtintervention.[10]

Loytved konnte belegen, dass Mitte der 1960er Jahre *Geduld* im Sinne von Warten-Können noch als Tugend von Hebammen galt.[11]

> „Geduld bedeutet ein teilnehmendes Begleiten und kontrollierendes Beobachten der Vorgänge. Es benötigt die Kraft die Zwischenzustände und Übergänge von einer zur anderen Geburtsphase auszuhalten. Die

---

6 Hier ist insbesondere die Nachfrage im freiberuflichen Sektor mit Vor- und Nachsorge zu nennen oder das geänderte Anforderungsprofil im Bereich Familienplanung und pränataler Diagnostik (weiterführend siehe Ensel 2002) oder auch der Versorgungsansatz der Familienhebamme aufgrund der Programmatik „Gesundheit für alle im 21. Jahrhundert" der WHO (WHO 2000; 2000a).

7 „(1) Zur Leistung von Geburtshilfe sind (...) nur Personen mit einer Erlaubnis zur Führung der Berufsbezeichnung ‚Hebamme' oder ‚Entbindungspfleger' (...) berechtigt.
Die Ärztin und der Arzt sind verpflichtet, dafür Sorge zu tragen, dass bei einer Entbindung eine Hebamme (...) zugezogen wird. (2) Geburtshilfe im Sinne des Abs.1 umfasst Überwachung des Geburtsvorganges von Beginn der Wehen an, Hilfe bei der Geburt und Überwachung des Wochenbettverlaufs." Vgl. HebG, II Abschnitt, Vorbehaltene Tätigkeiten, § 4 (vgl. Horschitz/Kurtenbach 2003, 12).

8 Siehe Hebammengesetz §4 (1), (2) (vgl. Horschitz/Kurtenbach 2003, 12; 34 ff.).

9 Vgl. Horschitz/Kurtenbach 1994, 33 ff.; Horschitz 1999; Erdle 2002.

10 Die Bezeichnung der gekonnten Nichtintervention wurde durch die Historikerin Barbara Duden geprägt (vgl. Sayn-Wittgenstein 2007, 19).

11 Vgl. Loytved 2004, 19.

> Helfenden müssen den Überblick behalten, warten können, aber dürfen den rechten Zeitpunkt für ihr Handeln nicht verpassen."[12]

Weitere wissenschaftlich fundierte, den Bereich des Befindens tangierende Empfehlungen beziehen sich zur Förderung der regelrechten Geburt auf folgende Aspekte:

- vertraute Begleitung;
- Ruhe;
- Bewegungsfreiheit;
- liberale Zeitvorgaben bei Geburtsfortschritt.[13]

Betrachtet man das Verständnis im Hebammenwesen, so fällt auf, dass immer wieder etwas Diffuses, Nebulöses und nicht Greifbares für die Arbeit in Anspruch genommen wird, was ein idealisiertes, traditionelles Hebammenbild befördert.[14] Diese *Hebammenkunst* wird in der praktischen Ausbildung entweder durch Zuschauen oder durch eigenes Handeln erworben.[15]

Aber wie ist es auf diesem Feld mit wissenschaftlich begründeten Theorien bestellt? In Deutschland steckt die Forschungspraxis im Hebammenwesen noch in den Kinderschuhen während sich im Ausland das Hebammenwesen wissenschaftlich an der Medizin ausgerichtet hat, obwohl andere Forschungsstrategien in den Gesundheitsbereichen existieren.[16] Trotzdem wird den Hebammen die Existenz einer eigenen Hebammenperspektive zugesprochen und auch anerkannt.[17] Zoege gibt zu bedenken, dass sowohl eine Gleichsetzung von *traditionellem* Wissen der Hebammen mit lebensweltlichem Wissen der Frauen, als auch theoretische Konzepte, die eine Gleichsetzung der Lebens-

12 Loytved 2004, 19.

13 Enkin 2000 zit. in Sayn-Wittgenstein 2007, 37.

14 So zeichnet sich *die Hebamme* in der Literatur zum Beispiel in folgenden Kompetenzen aus: ‚Kompetenz zum verantwortbaren Abwarten' (Zoege 2004, 280); ‚psychologische Kenntnisse' (Zoege 2004, 281); ‚geschickt Hand anlegen' (Zoege 2004, 281) oder ‚geschulte Wahrnehmung' (Zoege 2004, 281). Weiterführend siehe ICM 2002: Essential competencies for basic midwifery practice 2002 oder Kompetenzprofildefinition des Pädagogischen Fachbeirats des Bundes Deutscher Hebammen unter www.hebammenverband.de/index.php?id=859&no_cahce=1&sword_list[]=Curriculum [1.2.2008].

15 Vgl. Zoege 2004, 281.

16 Vgl. Sayn-Wittgenstein 2007, 179 f. und Cluett/Bluff 2003, 30 f.

17 Vgl. Cluett/Bluff 2003, 31.

welt von Gebärenden und Hebammen vornehmen, dem Hebammenwesen nicht gerecht werden können.[18]

Im Hebammenwesen herrscht Konsens darüber, dass Wissen und Fähigkeit allein noch keine *gute* Hebamme ausmachen.[19] Ihr Können besteht vielmehr in der „... Kunst ... [und] in der Art und Weise, wie sie dieses Wissen und die Fähigkeiten in der Betreuung von Frauen einsetzt."[20] Der kunstvolle Einsatz bestimmter Fähigkeiten und Eigenschaften von Hebammen zeigt sich u. a. darin, dass die Hebamme neben einer guten Beobachtungsgabe und angemessenem Einfühlungsvermögen Bedürfnisse erkennt, die die Frau nicht in Worte kleiden kann.[21]

18 Vgl. Zoege 2004, 283–284. Schon Böhme stellt lebensweltliches Wissen zum Thema Geburt einem medizinischen Wissen gegenüber und kommt zu dem Fazit, dass das lebensweltliche Wissen nicht durch das medizinische zu ersetzen sei (vgl. Böhme 1993, 19). Das Charakteristikum lebensweltlichen Wissens ist, dass wir in unserer Alltagswelt noch über das Wissen verfügen, aufgrund dessen wir unsere Lebensvollzüge selbstständig bewältigen können. Ist dies nicht der Fall, werden die Lebensvollzüge an Fachleute delegiert und folglich aus dem Lebenszusammenhang entfernt (vgl. Böhme 1993, 30 ff.) Er plädiert damit nicht für die Rückkehr zu vorwissenschaftlichen Praktiken, sondern fragt nach dem Verlust lebensweltlichen Wissens, das Lücken hinterlassen hat, die das Paradigma der neuzeitlichen Naturwissenschaft nicht zu schließen vermag.

19 Betrachtet man die unterschiedlichen Formen von Wissen, so hat Benner (1984) das intuitive Wissen den Expertinnen zugeschrieben und als tacit knowledge (stummes Wissen) charakterisiert (vgl. Cluett/Bluff 2003, 45).

20 A. a. O., 37.

21 Vgl. Cluett/Bluff 2003, 37.

2 Polarisierung von Natur- und Geisteswissenschaften

Die Polarisierung von Natur- und Geisteswissenschaften zeichnet sich durch eine Gegenüberstellung und auch Abgrenzung von naturwissenschaftlichem Objekt und menschlichem Subjekt aus. Die Naturwissenschaften versuchen ihren Gegenstand zu erklären, während die Geisteswissenschaften das menschliche Subjekt zu verstehen versuchen.[22] Objektivistische Erkenntnisse bzw. das quantitative Paradigma zielen auf von Subjekten relativ unabhängige Sachverhalte ab, z. B. auf objektive Funktionen, Gesetze, Systeme oder Strukturen, und vernachlässigen subjektive Faktoren wie Empfindungen.[23] In der Realität des Forschers existieren methodologisch-normative Forderungen.[24] Wissenschaftliche Disziplinen wie die Psychologie und die Sozialwissenschaften haben der Entwicklung von quantitativen und standardisierten Methoden besondere Aufmerksamkeit gewidmet.[25] [26]

Folgt man der Unterteilung in Natur- und Geisteswissenschaften, war es Kant, der den Erkenntnisbegriff ganz auf die Möglichkeit der *reinen Naturwissenschaft* eingeengt und damit den nominalistischen Realitätsbegriff zur unbestrittenen Geltung gebracht hat.[27] Gadamer zufolge hat Kant somit jede andere theoretische Erkenntnis als die der Naturwissenschaften diskreditiert und die Geisteswissenschaften zur Methodenlehre der Naturwissenschaften

---

22 Vgl. Tschamler 1996; Dörpinghaus et al. 2002, 71.

23 Vgl. Schwingel 2003, 41.

24 Vgl. Lamnek 2005, 17.

25 Die konventionelle Psychologie wird in der Literatur als positivistisch charakterisiert (vgl. Fromm 1978, 51). Die Sozialforschung ging in ihren Anfängen zunächst streng empirisch-soziologisch vor, bevor sie sich verstärkt hermeneutisch und phänomenologisch ausrichtete (vgl. Lutz 1995, 9–12).

26 Interessant wäre in diesem Zusammenhang die Frage, inwieweit eine sich entwickelnde Wissenschaft wie die der peripartalen Versorgung erst einmal diese Entwicklung nehmen *muss*, um von den etablierten Wissenschaften anerkannt zu werden. Auf der anderen Seite gilt jedoch auch in Wissenschaftskreisen der Grundsatz: Der Gegenstand bestimmt die Methode (vgl. Lamnek 2005, 273).

27 Vgl. Gadamer 1990, 89.

gedrängt.[28] „Immanuel Kants bis heute maßgebliche Begründung der Menschenwürde beruht bekanntlich auf der Idee des Menschen als eines ‚Zwecks an sich selbst', die ein rein instrumentelles Umgehen mit dem anderen verbiete. (...). Was am Menschen seine Würde begründet, soll in gewisser Weise gerade das seiner Natur Entgegensetzte sein."[29] Der Naturbegriff ist bei Kant eher verachtend und in einem animalischen Verständnis.[30] Nach Kant schließen die Pflichten gegen sich selbst den Umgang mit seiner eigenen Leiblichkeit ein, jedoch führt dies nicht zu einer Achtung der Natur, die wir im Gegensatz dazu nach Böhme selbst sind.

Das lateinische Wort „natura" heißt übersetzt Geburt. Dabei ist der galileisch gedachte *Natur*begriff grundsätzlich vom aristotelischen *Natur*begriff zu unterscheiden.[31] Die galileisch gedachte Natur ist quantifizierbar, durch eine Datenwelt und zwischengeschaltete Instrumente gekennzeichnet und auf einen vermessbaren Teil reduziert. Das Identische steht im Fokus. In Anlehnung an das Verständnis von Aristoteles steht der Naturbegriff hier für die erleb- und spürbare Lebenswelt, die sinnlich erfahrbaren Qualitäten einschließlich ihres ekstatischen Charakters. Im Fokus steht das Besondere. Natur hat einen ekstatischen Charakter, der aus sich heraus tritt und in Ekstasen zeigt sich mehr, als verdinglichtes Denken zu fassen vermag.[32] Das bedeutet, dass die Natur spricht, indem sie ekstatisch aus sich heraustritt und dadurch nicht nur den Raum atmosphärisch zu tönen vermag, sondern auch den Menschen berührt.[33] Naturwissenschaften und Naturphänomenologie haben heute verschiedene Zugangsweisen zur Natur und *empirisch* im galileischen Sinne bzw. im aristotelischen Sinne sind zwei unterschiedliche Verständnisweisen.[34] Natur hat im aristotelischen Sinne einen nicht quantifizierbaren Teil, den es zu rehabilitieren gilt.[35]

Die Annahme, dass in einer Gesamtheit das Wesentliche und Seiende wahrgenommen wird ohne einen analytischen Weg gegangen zu sein, ist auch

28 A. a. O., 47.
29 Fuchs 2008, 104.
30 Im Folgenden Böhme 2008, 63–65; 66.
31 Im Folgenden Mahayni 2003, 20 ff.
32 A. a. O., 28.
33 A. a. O., 31.
34 A. a. O., 21.
35 A. a. O., 25.

in der Medizin nicht neu.[36] Auch hier gibt es Erfahrungen, wonach sich der Zustand des Patienten bessert oder verschlechtert, ohne dass sich die messbaren Befunde ändern. Mit zunehmender Berufserfahrung zeigt sich, dass diese Erkenntnis zuverlässiger ist als die sogenannte objektive Realität.[37]

Gerade in komplexen Prozessen wie den Lebensübergängen führt der Weg über zusätzliche Methoden wie Hermeneutik und Phänomenologie zu neuen wissenschaftlich begründeten Erkenntnissen.[38] Erst seit Dilthey gewinnt die Trias von Erleben, Ausdruck und Verstehen wieder eine zunehmende Bedeutung.[39] Idealerweise geht es nicht um eine Polarisierung oder Konkurrenz, sondern darum, die Erkenntnisse zu einem umfassenderen Bild zusammenzusetzen.

---

36 Vgl. im Folgenden Bavastro 1999, 171 f; 174.

37 Vgl. Bavastro 1999, 171 f.

38 So beschäftigt sich zum Beispiel die phänomenologisch verfahrende Physiognomie mit dem Menschen und der Atmosphäre die von ihm ausgeht (vgl. Böhme 1995, 195).

39 Dilthey richtete sich gegen den naturwissenschaftlich orientierten Positivismus (z. B. Mill und Comte) und die idealistische Metaphysik und begründete die Selbstständigkeit und methodischen Besonderheiten der Geisteswissenschaften. Von der deskriptiven Psychologie hat er sich zusehends der hermeneutischen Theorie zugewandt und verknüpft hier Erleben, Ausdruck und Verstehen zu einem Zusammenhang auf der umfassenden Basis des Lebens (vgl. Lutz 1995, 225). Dieses Verständnis findet sich auch heute noch in dem Bemühen, Gütekriterien für das qualitative Paradigma zu benennen.

3 Das Hebammenwesen aus naturwissenschaftlicher Perspektive

Die vormals zur Kernkompetenz der Hebamme zählende gekonnte Nichtintervention wandelte sich, wie oben erwähnt, im Laufe der Jahre zu einer medizintechnischen Intervention in Form von Medikalisierung und Technisierung des Geburtsvorganges. Im Zentrum der Aufmerksamkeit stehen die Möglichkeit der Geburtseinleitung, das Vermessen der Schwangeren, das CTG, die MBU, die O2-Sonde und die vielfältigen Variationen eines Dammschnitts.[40] Für den Einsatz von Ultraschall oder CTG fehlt häufig eine Evidenzbasierung und für das Geburtsergebnis besitzt das Risiko-Konzept nur eine mäßige Sensitivität und geringe Spezifität.[41] Etwa 75% aller Schwangeren in Deutschland werden zurzeit als risikoschwanger eingestuft. Folgt man dagegen den WHO-Kriterien, sind in Deutschland etwa 70% aller Geburten als regelrechte Geburten einzustufen und benötigen daher keine routinemäßigen medizinischen Interventionen. Tatsächlich aber erhielten 90% der regelrecht Gebärenden – auch ohne Risiko im Geburtsverlauf – eine oder mehrere medizinische Interventionen.[42] Hier stellt sich die Frage, inwiefern dieser Tatbestand damit zusammenhängt, dass in Deutschland heute alle klinischen Geburten (ganz gleich, ob regelrecht oder regelwidrig) medizintechnisch überwacht werden.[43]

40 Vgl. Sayn-Wittgenstein 2007, 54–56; 67 f.; vgl. Schumann 2009, 170 ff.

41 Vgl. im Folgenden Enkin et al. 1998; Borrmann 2006, 5; Schumann 2009, 188–189; Janssen et al. 2009.

42 Vgl. Sayn-Wittgenstein 2007, 20.

43 Für den Geburtsverlauf hat sich die Verwendung der Begriffe *regelrecht* und *regelwidrig* durchgesetzt. Diese Nomenklatur wurde aus alten Lehrbüchern übernommen (Justine Siegemundin spricht 1752 von rechter Geburt und unrechten Stellungen der Kinder; vgl. Siegemundin 1992, 18 ff.; 33 ff.) und betont den Sachverhalt, dass, wenn etwas regelwidrig ist (wie die hintere Hinterhauptslage, hi. HHL), dies nicht zwangsläufig auch pathologisch sein muss. Der Begriff hat auch Eingang in die Ausbildungs- und Prüfungsverordnung für Hebammen (HebAPrV) gefunden (siehe Aufteilung zweites und drittes Ausbildungsjahr: Punkt 2 Menschliche Fortpflanzung, Schwangerschaft, Geburt und Wochenbett). Hier wird die einfache Unterteilung von Physiologie versus Pathologie differenzierter betrachtet. Allerdings werden die Begriffe auf der Gesetzesebene auch nicht durchgängig verwendet, denn das Hebammengesetz spricht demgegenüber in § 5 von normaler Geburt. Ein

Ein anderer Aspekt ist die Ultraschalluntersuchung, die seit 1979 als diagnostische Routineuntersuchung innerhalb der Schwangerschaft durchgeführt wird.[44] Gerade diese Untersuchungsmethode hatte zur Folge, dass Mediziner in wenigen Jahren ihre Kenntnisse des angewandten Tastsinns zugunsten einer Technikfertigkeit verloren haben und damit einhergehend die Arbeit der Hebammen abgewertet wurde, da diese derartige Geräte nicht verwenden.[45] Noch deutlicher wird dies durch die nachlassende Verwendung der leopoldschen Handgriffe zugunsten des verstärkten Einsatzes abdominaler Ultraschalluntersuchungen. Eine ähnliche Entwicklung erkennt man auch beim Ersatz der digitalen vaginalen Untersuchung durch den vaginalen Ultraschall inklusive der Vermessung der Portio. Innerhalb des hier dargelegten positivistischen Paradigmas kommt zur Geltung, dass „das, was nur gespürt werden kann … sich nur schwer beschreiben [lässt].“ [46] Neben der verschwundenen Sphäre des gespürten Frauenerlebens in der Schwangerschaft ist auch die *Hebammensphäre* verschwunden. Sowohl die Gebärenden als auch die Hebammen sind aufgrund der naturwissenschaftlichen Perspektive vom Mess- und Visualisierungstrend betroffen.

Es soll an dieser Stelle betont werden, dass die medizinisch-technische Entwicklung auch große Vorteile mit sich gebracht hat und die Ausbildung im Hebammenwesen sich ausführlich und gründlich mit der *objektiven* Welt, ihren mathematischen Strukturen und Befunden auseinandersetzen muss. Die Auszubildenden müssen unbestritten das Lehrgebäude der Medizin und die technischen Möglichkeiten einer intensivmedizinischen Betreuung kennen und beherrschen – einschließlich ihrer methodisch-kritischen Würdigung. Als ausschließliche Ausbildungsperspektive greift dies allerdings zu kurz.

Im Hebammenwesen und in der Wissenschaft der peripartalen Versorgung scheint also nicht nur naturwissenschaftlich-medizinisch orientiertes

---

weiterer Begriff, der neben dem der Pathologie im Hebammenwesen abgelehnt wird, ist die Tätigkeitsbeschreibung mit Entbindungspflege. Diese bezieht sich nur auf die Geburt und vernachlässigt die Lebensphase von vor der Schwangerschaft mit Familienplanung bis zum Spätwochenbett bzw. zur Stillzeit (vgl. Horschitz/Kurtenbach 2003).

44 Vgl. im Folgenden Duden 1991, 88 f.; Die BRD war das erste Land, das Ultraschallscreening in der Schwangerschaft einführte (Schillinger zit. in Schumann 2009, 173, Fußnote 229).

45 Vgl. im Folgenden Duden 1991, 94 f.; vgl. Schumann 2009, 169 ff.

46 Duden 1991, 95.

Handeln und das Vermessen der Frau, sondern parallel *etwas Anderes* von Bedeutung zu sein. Aber was kennzeichnet dieses Andere?

Cluett und Bluff äußern den Verdacht, dass im Hebammenwesen ein Theoriemangel vorherrscht und folglich wenig theoriegeleitetes Wissen handlungsleitend ist.[47] Hebammen nehmen auf der anderen Seite für sich in Anspruch, einen anderen Zugang als den der Geburtsmedizin zu wählen.[48] Sie umschreiben diesen mit Begleiten und Betreuen[49] und grenzen sich sprachlich gegen die Geburtsmedizin durch den Begriff „Geburtshilfe" ab.[50] Vor diesem Hintergrund lässt sich auch nachvollziehen, warum diese Berufsgruppe, losgelöst von ihrer naturwissenschaftlich geprägten Ausbildungssozialisation, in ihrer Berufspraxis andere Wege wie die der Alternativmedizin beschreitet. So schreiben manche Hebammen dem begleiteten Geburtsprozess zu, diesen *alternativer* zu betreuen und wenden Maßnahmen an, deren Einsatz bisweilen zu Irritationen führt.[51] So finden sich in Fachzeitschriften u. a. Themen wie „Hingabe" oder atmosphärische Qualitäten wie Raumgestaltung, -temperatur und

---

47 Vgl. Cluett/Bluff 2003, 46. Die vorliegenden Ausführungen dieser Arbeit stehen jedoch in dem Punkt im Widerspruch zu dem Verständnis von Cluett und Bluff, wonach „... eigene Theorien [im Hebammenwesen, S. D.] auf der Basis von Beobachtung, Erfahrung und Reflexion ..." auch mangels Alternative ausreichend sind (Cluett/Bluff 2003, 47). Siehe hierzu auch Sayn-Wittgenstein 2007, 35.

48 Vgl. Cluett/Bluff 2003; vgl. Zoege 2004; vgl. Sayn-Wittgenstein 2007.

49 Vgl. ausführliche Begriffsklärung unter Dörpinghaus/Schröter 2005.

50 Es sei ausdrücklich betont, dass das vorliegende Verständnis von Geburtsmedizin sich nicht ausschließlich an der Berufsgruppe der Mediziner oder das Verständnis von Geburtshilfe sich nicht nur an der Berufsgruppe der Hebammen festmacht, sondern dies eine Frage der Haltung darstellt. Dass die jeweilige Vorgehensweise nicht an den Berufsstand gebunden ist, soll durch die Unterscheidung im Sprachgebrauch deutlich werden. Innerhalb der Geburtshilfe stehen je nach Verständnis der Autorinnen die partnerschaftliche, abwartend-zulassende und ressourcenorientierte Haltung gegenüber dem Paar im Vordergrund. Vgl. dazu Zoege 2004; Dörpinghaus/Schröter 2005; Sayn-Wittgenstein 2007.

51 Siehe hierzu etwa die Inhalte des Tagungsberichts des Bundes freiberuflicher Hebammen Deutschlands (BfHD) im Oktober 2007 (vgl. Baumgarten 2007, 73–75) oder zum Thema Feng Shui (Schumm, 2007, 31–33); weiterhin zum Thema Geburt (vgl. Eldering 2006, 33). So werden zum Beispiel beim Letztgenannten atmosphärische Qualitäten (warme, ruhige Kreißsäle, dunkel-rosa-uterusfarben gestrichene Kreißsäle, rosa Wannen für Wassergeburten) angesprochen, aber nicht theoretisch fundiert. Siehe ferner die Themenstruktur der Verbandszeitschrift: Bund freiberuflicher Hebammen Deutschlands e. V. (Hg.): Hebammeninfo. Allein in 2007 finden sich zahlreiche Erlebnisberichte und Themen wie z. B. zur „Impulskraft aus dem Beckenboden" (vgl. Petermann/Amshoff 2007, 24–25),

Musik. Es werden Aspekte wie Entspannung und Atmosphäre, die Ansprache der Sinne, Sinnlichkeit oder die Bedeutung des Streichelns thematisiert. Innerhalb eines positivistisch geprägten Paradigmas bleiben die Maßnahmen unverständlich. Einen eigenen wissenschaftlich begründeten Handlungsrahmen liefert das Hebammenwesen nicht.[52]

Dieses *andere* Verständnis im Hebammenwesen bleibt damit unklar. Auf der anderen Seite müssen die Handlungen im Hebammenwesen durch Absicht gekennzeichnet sein und unterliegen einem rationalen Begründungszwang. Folgt man den Ausführungen der sozialwissenschaftlichen Studie zum Hebammenberuf von Monika Zoege, so sollte die Tätigkeit einer Hebamme in der modernen Gesellschaft ein partnerschaftliches Arbeitsbündnis zu den betreuten Frauen wie auch wissenschaftlich begründetes Handeln umfassen.[53] Aus den gesetzlichen Vorschriften des § 4 Hebammengesetz ergeben sich anspruchsvolle Aufgaben im Bereich der Eigenverantwortung und Qualitätssicherung.[54] Mit der Etablierung von Pflege- und Gesundheitswissenschaften, zunehmend auch im Bereich des Hebammenwesens, bildet sich mit den zaghaften Anfängen der Wissenschaft der peripartalen Versorgung für die Hebammentätigkeit eine wissenschaftlich fundierte Wissensbasis heraus, die Voraussetzung für und gleichzeitig Herausforderung an professionelles Handeln ist.

Auf die Professionalisierung des Hebammenberufes bezogen plädiert Zoege dafür, dass Hebammen auch Behandlungsmethoden kennen und anwenden, „... deren Wirksamkeit zwar nicht durch randomisierte Studien

---

„Dammvorbereitung“ (vgl. Bohlmann 2007, 26), Hingabe (vgl. Borchert 2007, 28–29) oder zur Sexualität und Erotik (vgl. Ott-Gmelch 2007, 19–21).

52 Unabhängig von der Debatte, ob nun induktive oder deduktive Strategien der Theoriebildung zu präferieren sind (vgl. Rennen-Allhoff/Schaeffer 2000, 55–56), bereichsbezogene, auf der mittleren Abstraktionsebene oder formale Theorien (vgl. Rennen-Allhoff/Schaeffer 2000, 180), ist eine Theoriebildung bzw. -grundlegung im Hebammenwesen unverzichtbar. Nur so wird mit dem Anspruch auf Eigenständigkeit und Professionalisierung verbundenen Legitimationserfordernissen Genüge getan (vgl. Rennen-Allhoff/Schaeffer 2000, 56). Die Methodologie der Theoriebildung besteht aus der Identifikation und Integration von Konzepten (vgl. Rennen-Allhoff/Schaeffer 2000, 180; vgl. Cluett/Bluff 2003, 47).
Theorien finden sich in den Fachzeitschriften des Hebammenwesens nur da, wo Rückgriff auf bereits bestehende und konsentierte Theorien (z. B. Antonovsky) genommen werden kann (vgl. Kühn 2006, 19).

53 Vgl. Zoege 2004, 280 f.

54 Vgl. Horschitz/Kurtenbach 2003.

im Sinne der *evidence-based medicine* belegt ist, die jedoch gleichwohl zum Kanon erprobter Heilmittel oder Vorgehensweisen gehören."[55]

Im Laufe der Jahrzehnte ergab sich durch die oben dargelegte Entwicklung ein Berufsverständnis, das zunehmend weniger von Erfahrung geprägt war. Der gespürte Leib ist nunmehr außen vor, unsichtbar und nicht im Zentrum des naturwissenschaftlichen Interesses. Die Äußerungen des eigenen Leibes wurden mehr und mehr zu fremden und unverständlichen Signalen: „Mit der Aufklärung hat der Mensch als Vernunftwesen den Leib aus dem Humanum herausdefiniert und ihn zur unverstandenen Bestialität werden lassen."[56]

Die Gründe für die Vorherrschaft des mechanistischen Paradigmas sind vielfältig.[57] In der heutigen Schulmedizin dominiert das erkenntnistheoretische Grundmuster der Leib-Seele-Trennung.[58] Neben diesem Dualismus gilt der gespürte Leib sowohl der Gebärenden als auch der Hebamme unter naturwissenschaftlicher Perspektive als nicht mehr *vertrauenswürdig* und *informativ*. Das Thema „Leib" wird nicht mehr kommuniziert und ist uns folglich fremd.[59] Die Kompetenz zur Leiblichkeit kann nach Böhme nicht mehr als naturgegeben angesehen werden, sondern muss vielmehr wieder erworben werden.[60]

Die Erkenntnis zum Wiedererlernen von Leiblichkeit ist scheinbar banal, doch in Anbetracht unseres Lebensumfeldes und der Medikalisierung sowie der Technisierung der Geburt auch wieder nicht. Schon seit Jahren ist es beispielsweise üblich, dass Schwangere vor der Geburt *Entspannung*, *Entspannungstechniken* und *Atemübungen (wieder-)* erlernen.[61]

---

55 Zoege 2004, 280.

56 Böhme 1983 zit. in Fuchs 2000, 34.

57 Die Bezeichnung mechanistisches Paradigma steht für die Entwicklung, dass sich in der Philosophie mit Descartes ein Wandel vollzogen hat, der dem Körper eine enorme Aufwertung und Bedeutung zukommen ließ (vgl. im Folgenden Fuchs ebd., 15).

58 Vgl. Siebolds 1998; vgl. Fuchs 2000; vgl. Fuchs 2008.

59 Vgl. Soentgen 1998, 14; vgl. Uzarewicz/Uzarewicz 2005, 72.

60 Vgl. Böhme 2001, 180; vgl. Böhme 2008, 13 ff. und 67.

61 Vgl. Lippens 1992; 2003.

4 Hinführung zu einer leibphänomenologischen Perspektive

Wie in den vorhergehenden Kapiteln dargelegt, scheint in der Geburtshilfe ein gewisser Theoriemangel vorzuherrschen. Im Gegensatz dazu ist die Geburtsmedizin von den modernen Naturwissenschaften geprägt, die nicht an die unwillkürlichen Lebenserfahrungen heranreichen.

Im Zusammenhang mit den folgenden Ausführungen zur Leibphänomenologie ist es daher bedeutsam, dass die Polarisierung von Natur- und Geisteswissenschaften historisch gewachsen ist: Die von der Leibphänomenologie geforderte Einheit von Leib und Welt ist bisher selten gelungen, weil der Stellenwert der subjektiven Empfindungen lange Zeit als unwissenschaftlich galt. Mit Schmitz lassen sich jedoch auch die subjektiven Tatsachen, wie sie für die leibtheoretische Perspektive relevant sind, in den Vordergrund stellen.[62] Schmitz wendet sich gegen die *positiven Wissenschaften*, da sie ausschließlich nach *objektiven Tatsachen* forschen und somit die Verallgemeinerbarkeit ins Zentrum stellen.[63]

Subjektive Tatsachen bezeichnen den Zustand, dass ich von etwas betroffen bin, dass es mich etwas angeht oder mir nahe geht.[64] Dies bedeutet, nur einer kann davon betroffen sein und hat das Privileg, in seinem Namen zu sprechen – nämlich ich! Für mich kann jemand aussagen (Erna hat Hunger), aber nicht spüren. Vor diesem Hintergrund unterscheidet Schmitz objektive Tatsachen, die von einer Person wahrgenommen und artikuliert werden kön-

62 Die Bedeutung von subjektiven Tatsachen durchzieht die Schmitzsche Philosophie (vgl. Schmitz 1995, 5–7). Die Lehre vom Leib hat u. a. auch erkenntnistheoretische, anthropologische und ästhetische Auswirkungen, da ihre Annahmen nicht mehr von falschen Selbstverständlichkeiten und falschen Fiktionen geleitet werden (ebd., 27 f.; 51 f.; 116). In diesem Zusammenhang betont Schmitz hingegen auch die nützliche und vernünftige (Gebrauchs-) Weise innerhalb der Naturwissenschaften bzw. der Medizin.

63 Er postuliert gegen die positiven Wissenschaften, dass, wenn alle Tatsachen objektive Tatsachen wären, es nicht der Philosophie bedürfe (ebd., 5 f.).

64 Heidegger spricht in diesem Zusammenhang von *Jemeinigkeit*, Schmitz von *vollblütiger Subjektivität* (ebd., 9). Schmitz beansprucht für seine Person, dass er als erster den Gedanken, dass es sich primär um eine Eigenschaft von Tatsachen handelt, vollzogen hat (ebd., 6 f.).

nen (Ernas Hunger), von den subjektiven Tatsachen. Die subjektiven Tatsachen stehen allein für mein Spüren oder Betroffensein.[65] Sie sind es, die mich wirklich etwas angehen.[66] Im Gegensatz hierzu sind die Gefühle – wie noch innerhalb der Gefühlstheorie nachzuvollziehen sein wird – objektiv.

In der modernen Welt ist die Subjektivität von uns Menschen neutralisiert, da nur der Objektivität Bedeutung zukommt.[67] Demgegenüber bedeutet Subjektivität: die-sein-die-ich-bin. Nur die Subjektivität kann sinnvolle Antworten auf die Frage danach geben, wer ich bin. Sinnvolle Antworten auf diese Frage finden sich nur – wie wir in Kapitel 5.3 noch sehen werden – in den subjektiven Tatsachen des leiblich affektiven Betroffenseins. Für Schmitz stellt die heute hochfavorisierte Objektivität nur einen kleinen verblassten Ausschnitt der Subjektivität dar. Die Verständigung unter uns Menschen – und dies wird im Gesundheitssektor nur allzu deutlich – erfolgt hingegen auf der Plattform, die durch Abschälung der Subjektivität auf dem gemeinsamen Nenner der objektiven Tatsachen gefundenen wird. Wie wir noch sehen werden, plädiert Schmitz für die Freilegung nicht-neutralisierter Subjektivität.

Die Unterscheidung von subjektiven Tatsachen gegenüber den objektiven Tatsachen geht auf Heidegger zurück, der in „Sein und Zeit" die Vorstellung kritisierte, die Welt sei ein „Relationssystem", etwas „in einem ‚Denken' erst Gesetztes."[68] Auch er richtet sich gegen die *Vergegenständlichung* des Menschen, die mit Begriffen wie *Subjekt* und *Selbst* einhergeht. Unter *Vergegenständlichung* versteht er die Verdinglichung dessen, was nicht zum Bereich der Dinge gehört, wie Vollzüge, Verhältnisse oder auch der Mensch und sein Leben. Der Begriff des In-der-Welt-Seins weist auf die *unhintergehbare* soziale Verfassung des menschlichen Lebens hin: Es gibt kein bloßes Subjekt ohne Welt oder andere Menschen.[69] Erkenntnistheoretisch wird hier die Privilegierung des Subjektes hinterfragt, wie sie von Descartes in einer dualisti-

---

65 Ebd., 5–7; vgl. Schmitz 1992, 14; 108 ff. und Uzarewicz/Uzarewicz 2005, 109.

66 Vgl. Schmitz 1992, 108; vgl. Uzarewicz/Uzarewicz 2005, 116.0

67 Vgl. im Folgenden Schmitz 2005, 11–12.

68 Heidegger 2001, 69.

69 Nach Heidegger müssen wir uns nicht fragen, wie wir vom Denken und Sprechen aus *zur* Welt kommen, da wir schon *in* der Welt sind und mit ihr zu tun haben. Für ihn sollte die Frage im Vordergrund stehen, wie ich zum Anderen komme und diesen erkennen kann, da dieses Verhältnis zum Anderen dem Selbstverhältnis vorangeht (vgl. ebd., 92–94).

schen Vorstellung vertreten wurde, „... derzufolge der Mensch als Subjekt der Erkenntnis, der Welt als Objekt der Erkenntnis gegenübersteht."[70]

So legt der Philosoph und Mediziner Thomas Fuchs dar, dass wir uns unter anderem seit Descartes daran gewöhnt haben, den Menschen in Geist und Körper zu trennen.[71] Descartes ging es um den rein physikalisch beschreibbaren Körper. Er erklärte den erlebten, gespürten und sich bewegenden Leib erstmals zum Schein. In der Konsequenz bedeutete dies, dass der Leib in den Hintergrund trat und der gespürte Leib in der Folgezeit verschwand. Im Zuge der naturwissenschaftlichen Erforschung wird er irgendwo zwischen Geist und Körper angesiedelt. Für die ortlos gewordenen leiblichen Regungen wird später die Einbildungskraft und im Anschluss daran das Nervensystem verantwortlich gemacht.[72]

Der sonst abwertende Charakter des Wortes „subjektiv" (gerade auch in der Wissenschaft) erlebt bei Schmitz eine Aufwertung indem, wie oben beschrieben, Subjektivität mich angeht. Das Innovative seiner Interpretation bezieht sich darauf, dass der (ehrwürdige) Begriff der Subjektivität neu mit leiblicher Betroffenheit ausgestattet wird.[73] Subjektive Tatsachen sind für Schmitz bedeutsam und notwendig, denn ohne affektives Betroffensein wäre alles in gleichmäßige Neutralität getaucht.[74]

---

70 Ebd., 92.

71 Die Existenz des Ich, die nach Descartes nicht zu bezweifeln ist, ist nicht von etwas Körperlichem abhängig (vgl. Uzarewicz/Uzarewicz 2005, 21). Gleiches gilt für Riechen, Schmecken, Tasten, Hören oder Schmerzempfinden, was Descartes als verworrene Bewusstseinsinhalte ansieht (vgl. Fuchs 2000, 29–33). In seinem Verständnis besitzt der Tisch keine Farbe, sondern diese entsteht erst im Bewusstsein des Betrachtenden. Descartes stellt die Forderung auf, die Natur müsse berechenbar sein und die kausal-mechanistischen Erklärungen müssten die Grundlage der Wissenschaften werden (vgl. Bavastro 1999, 164 f.). Nach Uzarewicz/Uzarewicz und Schmitz war es Descartes, der das mechanistische Weltbild nur von Demokrit und Platon fortführte (vgl. Uzarewicz/Uzarewicz 2005, 20).

72 Spiegelneurone sind die neurobiologische Erklärung dafür, zu empfinden, was in dem Anderen vorgeht und stellen nach Ansicht der Hirnforscher die Basis für spontanes, intuitives Verstehen dar (vgl. Bauer 2005, 55–56; weiterführend siehe Pascual-Leone/Torres 1993; Hutchison et al. 1999). So berührt u. a. auch die vorliegende Thematik, dass, wenn von einem Menschen zum Beispiel bedrohliche Gefühle ausgehen, diese durch Spiegelneurone in einer Situation vorhersehbar werden (vgl. Bauer 2005, 28).

73 Vgl. Soentgen 1998, 177.

74 Vgl. Schmitz 1992, 34; vgl. Schmitz 2005, 24.

Mit der Anerkennung der Subjektivität und der subjektiven Tatsache, dass *ich* betroffen bin, stellt sich die Frage, wie sich das „Ich" konstituiert. Schmitz entwirft eine Philosophie, die nicht nur die unwillkürlichen Lebenserfahrungen ins Zentrum rückt, sondern gleichzeitig den Menschen vom Leib her zu bestimmen versucht. Für ihn ist Leiblichkeit ein nicht abgrenzbarer Modus unserer Existenz und der Leib selbst an der Konstitution aller Phänomene beteiligt.[75]

Schmitz unterstellt dem modernen Menschen Leibvergessenheit und entwirft eine Phänomenologie vom Leib her.[76] Das Innovationspotenzial liegt im Paradigmenwechsel, der sich von der Bewusstseinsphilosophie entfernt. Um die Entwicklung und den Vorwurf nachvollziehen zu können, sind neben der oben skizzierten Polarisierung von Natur- und Geisteswissenschaften die Erkenntnisse der klassischen Phänomenologie, der philosophischen Anthropologie und der medizinischen Anthropologie für die Entwicklung einer neuen Phänomenologie bedeutsam.

Die klassische Phänomenologie ist im Verständnis ihrer Vertreter (wie Husserl) eine Erklärung oder Deutung von Erscheinungen, wie sie sich dem Bewusstsein zeigen.[77] Vor dem Hintergrund, dass das Bewusstsein im Fokus der Wahrnehmung von Phänomenen steht, kann die klassische Phänomenologie als Bewusstseinsphilosophie bezeichnet werden.[78] Auch die Leibphänomenologie beschäftigt sich mit Phänomenen, ohne allerdings das Bewusstsein in den Mittelpunkt zu stellen.

Die philosophische Anthropologie[79] und insbesondere die Leibphänomenologie stellen sich der Aufgabe, der Vertrautheit der Person mit ihrer eigenen Leiblichkeit und der Vertrautheit des Leibes mit der Welt entsprechende Bedeutung beizumessen.[80] Der Einbezug des Leibes und das Aufbrechen des Dualismus von Körper und Geist gelang neben der Psychologie und der Psychiatrie auch in der Philosophie bzw. der philosophischen Anthropologie. Seit Beginn des 20. Jahrhunderts leitet die phänomenologische Forschung eine Renaissance der leiblichen Existenz ein. Leibphänomenologische Forschun-

75 Vgl. Fuchs 2000, 15.

76 Vgl. Soentgen 1998, 63; vgl. Fuchs 2000, 27.

77 Vgl. Schischkoff 1991, 554.

78 Vgl. Uzarewicz/Uzarewicz 2005, 78–79.

79 Vgl. weiter Uzarewicz/Uzarewicz 2005, 19 ff.

80 Vgl. im Folgenden Fuchs 2000, 19–21; 43–47.

gen gründen sich neben Hermann Schmitz vor allem auf die Werke von Max Scheler, Erwin Straus und Maurice Merleau-Ponty. Max Scheler geht in seiner phänomenologischen Betrachtungsweise von einer scharfen Trennung zwischen Körper und Leib aus. Der Körper ist in Abgrenzung zum Leib sinnenhaft-konkret erfahrbar. Demgegenüber ist uns der Leib in innerer Wahrnehmung gegeben. Leibgefühle und äußere Sinnesempfindungen sind nach Scheler zu unterscheiden.[81]

Die Leibempfindungen liegen vor der Trennung von Ich und Außenwelt. Das bedeutet z. B. für den Säugling, dass sein Leib so weit reicht wie sein Erleben. Es gibt für ihn noch keine deutliche Unterscheidung zwischen Innen und Außen.[82] Betrachtet man einen Säugling, so gibt es für diesen weder eine Außenwelt noch ein Ich. Das Äußere bzw. Fremde bildet sich erst mit der Zeit heraus, die Leibwahrnehmung hebt sich als Selbstwahrnehmung erst im Laufe der Entwicklung ab. Wenn der Mund des Säuglings plötzlich die Mutterbrust entzogen bekommt, wird der Säugling auf seine Leiblichkeit zurückgeworfen und seine Selbstwahrnehmung taucht auf. [83]

Leiblichkeit und Umgebung bilden für Scheler eine Einheit. Dieser Sachverhalt gewinnt später, bezogen auf die Raumkonzeption und das Verhältnis von Mensch und Natur, bei Schmitz wieder an Bedeutung. Gerade durch unser Wahrnehmen und Fühlen verbindet sich die Leiblichkeit mit der jeweiligen Umgebung zu einer Einheit.[84] Diese Einheit fasst Scheler unter dem Begriff des Milieus. Anders formuliert ist das Milieu die wirksam erlebte Umwelt eines Lebewesens.[85] Hier tritt deutlich eine Abgrenzung zum neurobiologischen Verständnis zu Tage. Es geht nicht nur um handelnde Personen, sondern unser Leib tritt mit Dingen und Gegenständen in der Umgebung in Kontakt. Fuchs verdeutlicht dies am Beispiel einer Mutter, die schon beim kleinsten Geräusch des Säuglings erwacht, während andere viel lautere Geräusche sie schlafen lassen. Bedeutsam ist in diesem Verständnis nach Scheler, dass das Milieu bestimmt, welcher Gehalt der Welt für uns *wirklich* wird.

---

81 Ebd., 51; 54.

82 Ebd., 275.

83 Ebd., 52.

84 Diese Sichtweise finden wir später auch bei Merleau-Ponty. Auch für ihn bedeutet die wirkliche, sinnliche Erfahrung eines Gegenstandes nichts anderes als die leibliche Koexistenz mit ihm (ebd., 70).

85 Ebd., 54–55.

Die leibphänomenologische Welt ist nur mit einer neuen philosophischen Raumkonzeption zu verstehen. „Raum" versteht sich als leibliche und seelische Einbettung in den Raum der Welt.[86] So ist eine massive Störung mit der Welt beobachtbar, wenn leibliche Intentionen ins Leere laufen oder leibliche Apathie (pharmakologisch oder durch eine Hirnschädigung) eine leibliche Resonanz unmöglich machen.[87] Dieser Aspekt gewinnt später bei Schmitz im Bereich der leiblichen Kommunikation eine herausragende Rolle.

Erwin Straus hat für den Bereich der Psychologie und Psychiatrie eine Phänomenologie entwickelt und betont, dass losgelöst vom Erkennen (Betonung des Bewusstseins) das Empfinden eine Weise unseres Erlebens ist und eine Kommunikation mit der Welt darstellt.[88] Im sinnlichen Erleben gibt es kein Innen und Außen, gibt es keine zwei Welten. So kommt es zum Beispiel mit dem Sehen des Baumes zu einer Beziehungsaufnahme zum Gegenstand Baum, „… in die das wahrnehmende Subjekt mit eingeht."[89] Diese Struktur der Wahrnehmung wird von Straus als polar charakterisiert. Die polare Struktur der Wahrnehmung umfasst den eigenen Akt des Sehens und die gesehenen Dinge und ist somit bipolar. Es ist ein und dieselbe Welt, die den Baum und mich umfasst. Diese Welt des Empfindens teilen wir mit den Tieren. Das Tier erfährt die Welt als schreckend und lockend, Mensch und Tier erfahren die Welt ausschließlich in der Beziehung auf sich (sympathetisch). Straus kennzeichnet diesen sympathetischen Modus als grundlegend zur Weltbeziehung.

Empfinden findet in der Realisierung der Umweltbeziehung statt. Dieses erfolgt über das leibliche Sich-Öffnen oder Sich-Verschließen: „Das empfin-

86 Ebd., 152 f.

87 Vgl. Fuchs 2000, 216.

88 Straus unterscheidet, bezogen auf die Sinneswahrnehmung, zwischen einem gnostischen (erkennenden) und einem pathischen (erleidenden) Moment. Das gnostische Moment hebt das Was (gegenständliches Wahrnehmen, Wahrnehmungsmoment) hervor und das pathische Moment (zuständliches Empfinden, Empfindungsmoment) das Wie (vgl. Fuchs 2000, 59). Gnostisches und pathisches Moment sind bei jeder Sinneswahrnehmung in unterschiedlichem Verhältnis beteiligt. In unserer alltäglichen Wahrnehmung sind diese Momente miteinander verschmolzen (vgl. Fuchs 2000, 59 f.; 204). Bezogen auf das Hebammenwesen vollzieht die Hebamme den Übergang von der sympathetisch-empfindenden zur gnostischen Dimension, wenn sie die Gebärende untersucht, palpiert, auskultiert und damit den Leib zum Körper macht, um diagnostische Erkenntnisse zu gewinnen.

89 Vgl. im Folgenden Fuchs 2000, 58–59.

dende Wesen steht *in* der Welt ...“[90] Eine Störung dieses Empfindens zeigt sich deutlich bei psychisch Kranken. So erfahren diese die Welt nicht (mehr) in einer Beziehung auf sich selbst, sondern erleben einen Verlust des sympathetisch-empfindenden Weltverhältnisses. Ihnen fehlt das Moment des Empfindens und somit wird für sie das Wahrgenommene tot, wesenlos und leer.[91]

Wahrnehmung hat nach Straus einen kommunikativen und intentionalen Charakter und wahrnehmend koexistiert der Mensch mit den Dingen.[92] Anhand der Gegenüberstellung von Empfinden und Erkennen verdeutlicht Straus, dass diese beiden Weisen des Weltverhältnisses nicht voneinander zu trennen sind. Dadurch erhält der Modus des Empfindens, der in der traditionellen Wahrnehmungspsychologie vernachlässigt wurde, wieder Geltung. Weil die sinnliche Erfahrung bipolar ist und wir nicht in einem rein kognitiven Erkennen verhaftet bleiben, wird es erst möglich, dass wir uns in der Welt orientieren, da wir uns in Beziehung und ins Verhältnis zur Welt setzen können.

Im vorliegenden Verständnis der Neuen Phänomenologie handelt es sich um Leibphänomenologie. Die Anfänge gehen auf Maurice Merleau-Ponty zurück. Für ihn findet Wahrnehmung in Abgrenzung zur Wahrnehmungsphänomenologie von Husserl als eine Tätigkeit des Leibes statt, die vor dem Bewusstsein liegt.[93] Es wurde vormals insbesondere aus Sicht der Psychologie immer wieder versucht, Wahrnehmung aufzuschlüsseln, jedoch lässt sich die Frage, *was* Wahrnehmung ist, nicht in der Frage, *wie* sie entsteht, auflösen.[94]

90 Straus 1969 zit. in Fuchs 2000, 59.

91 Vgl. Fuchs 2000, 60; 62; Schmitz verdeutlicht anhand der Depression, wie Gefühle den Menschen nicht mehr berühren bzw. ergreifen. Hierfür macht er die leibliche Ökonomie, die nicht mehr aufgeschlossen ist, verantwortlich (vgl. Schmitz 1995, 128). Aber auch durch das Depersonalisationserleben von Patienten als das Herausfallen aus der Welt wird gezeigt, „... daß *wirklich* für uns überhaupt nur das wird, was uns im Empfinden und Spüren *leibhaftig* gegenwärtig ist.“ (Straus 1956 zit. in Fuchs 2000, 61; siehe auch die Ausführungen von Schmitz zu Depersonalisation, vgl. Schmitz 1992, 37). Wie wir später bei Schmitz sehen werden, entzieht sich ohne Verankerungspunkt die Subjektivität (vgl. Schmitz 1992, 38). „Nur als Verhältnis leiblicher Kommunikation konstituiert Wahrnehmung die Wirklichkeit“ (Fuchs 2000, 61).

92 Vgl. im Folgenden Fuchs 2000, 59 ff.

93 Ebd., 63; vgl. auch Uzarewicz/Uzarewicz 2005, 78–79; 82.

94 Vgl. Fuchs 2000, 63 f.; Fuchs charakterisiert folglich auch den neurobiologischen Ansatz als unzureichend.

Dass Wahrnehmung nicht von außen beschreibbar ist, liegt daran, dass die Beschreibung des Leibes nicht in objektivierenden und physiologischen Begriffen erfolgen kann. Das sehende Auge und das Auge in Funktion sind unterschiedliche Dinge. Dabei bleibt der Leib immer am Rand meiner Wahrnehmung. Zwar kann ich mich im Spiegelbild betrachten, aber auch hierfür bedarf ich meines Leibes: „Der Leib läßt sich nicht auf das Bewußtsein des Leibes reduzieren …“[95] Der entscheidende Punkt ist das vorbewusste, präreflexive Erleben, dem eine eigene leibliche Intentionalität zukommt. Merleau-Ponty positioniert sich hiermit entgegen der idealistischen Bewusstseinsphilosophie wie auch gegen den naturwissenschaftlichen Empirismus und stellt fest, dass der Leib weder bloßer Inhalt noch äußerliches Instrument des Bewusstseins ist. Der Leib ist vielmehr der, der unsere Wahrnehmung und unsere Existenz konstituiert. Er selbst ist es, der unsere Verankerung in der Welt bedeutet und er ist unsere Weise in der Welt zu sein. Leiblichkeit ist für ihn der Grundmodus, der in allen Existenzweisen gegenwärtig ist.[96] Der Leib ist kein Instrument, sondern ein Medium. Sein Charakteristikum ist es, dass es zugleich Mittel und die Vermittlung selbst ist: „Als Medium besitzt der Leib aber auch Körperlichkeit.“[97] Für Merleau-Ponty ist der Leib neben Subjekt und Objekt die dritte Seinsweise, da der Leib weder das An-sich-Sein der Gegenstände noch das Für-sich-Sein des reinen Bewusstseins ist. Er stellt eine Schicht dar, die sinnerschließend ist. Der Dualismus von Innen und Außen, von Geist und Natur wird so vom Leib aufgebrochen.[98]

Merleau-Ponty grenzt die Leiblichkeit gegen eine idealistische Bewusstseinsphilosophie durch folgende Aspekte ab:

— Der Leib ist durch Eigenempfindungen erfahrbar. Den Schmerz im Fuß muss ich nicht erst suchen, den Schall hingegen schon. Gleichzeitig präsentiert er sich zu mir gehörig.
— Selbstbewegung: Der Entschluss zur Bewegung und die leibliche Bewegung sind eins und sind durch ein magisches Verhältnis (Entsprechungsverhältnis) charakterisiert. Ich muss meinen Arm nicht erst

95 Fuchs 2000, 63.

96 Vgl. Fuchs 2000, 64; siehe hierzu auch die Ausführungen zur Bestimmung des Leibes auf *Raum* und *Richtung* (vgl. Uzarewicz/Uzarewicz 2005, 83).

97 Vgl. Fuchs 2000, 71 f.

98 A. a. O.; gleichzeitig geht jedoch der Dualismus – als Polarität von Leib und Körper – in die Leiblichkeit selbst ein.

> irgendwohin bewegen. Der Leib wird nicht erst zum Ziel der Bewegung hinbewegt. Der Leib ist der bewussten Bewegungsantizipation immer schon voraus. Folglich verfügt der Leib über eine eigene Intentionalität.[99] „Der Kontext der Situation verrät dem Leib, was er zu tun hat …“[100]

Der Intentionalitätsbegriff nach Merleau-Ponty bezeichnet alle Formen der Gerichtetheit der Person auf die Welt. Er ist vorreflexiv, da Richtung und Sinn meiner Wahrnehmungen oder die Bewegungen mir in meiner Leiblichkeit schon vorgegeben sind. Neurotische und psychotische Phänomene können nach Merleau-Ponty als Ausdruck einer unbewussten Leiblichkeit gedeutet werden. Halluzinationen bedeuten in diesem Zusammenhang, dass das Bewusstsein einstweilen aufgehört hat zu wissen, was es tut. Demzufolge sind in erster Linie für den Kontakt zur Welt die eigenleiblichen Empfindungen bedeutsam und nicht das Bewusstsein. Die Beziehung zwischen Leib[101] und Welt steht für ein neues, von intellektuellen Konzeptionen der philosophischen Anthropologie abrückendes Denken.[102] Merleau-Ponty nimmt hiermit eine extreme Gegenposition zu Husserl und Heidegger ein und stellt den Leib gegen die Priorität des Bewusstseins bzw. des Daseins.[103]

Merleau-Ponty kann als Vorgänger von Schmitz gesehen werden, es ist ihm jedoch nicht gelungen, „… den Leib als einen eigentümlichen und eigenständigen phänomenalen Gegenstandsbereich abzugrenzen.“[104] Der Kern der Neuen Phänomenologie nach Schmitz ist die Subjektivität und der Leib, der eine nicht denknotwendige, unhintergehbare Gewissheit des Ich darstellt.[105] Dies bedeutet zum einen, dass ich mich nicht erst denken muss und zum anderen gibt es nur die Hoffnung, aber nicht die Gewähr, dass ich mich mit anderen hierüber verständigen kann.

---

99 Vgl. Fuchs 2000, 65.

100 Ebd., 66.

101 Das Verhältnis der Person zu ihrem Leib bezeichnet Merleau-Ponty als Wohnverhältnis (vgl. Fuchs 2000, 69).

102 Vgl. Lutz 1995, 596 ff.

103 Vgl. Fuchs 2000, 72.

104 Uzarewicz/Uzarewicz 2005, 83.

105 Vgl. im Folgenden Uzarewicz/Uzarewicz 2005, 86–87 und Soentgen 1998, 52–53.

5 Leibphänomenologie von Schmitz und Leiblichkeit

Auch wenn im Titel dieser Arbeit nur die leibliche Kommunikation und die Atmosphären benannt sind, so sind die nachfolgenden Erläuterungen aus Sicht der Leibphänomenologie unverzichtbar, um ein Gesamtverständnis der vorliegenden Auffassung zu vermitteln.[106]

Schmitz will das Philosophieren nicht erst bei den Konstruktionen und Projektionen unserer kulturspezifischen Vergegenständlichung beginnen lassen.[107] Er hat sich stattdessen gegen den Reduktionismus gewandt und das, was den Menschen unwillkürlich betroffen macht und was ihm zustößt, in den Fokus gestellt. Die Leibphänomenologie von Schmitz fordert in einem ersten Schritt ein Umdenken, das sich von der Bewusstseinsphilosophie hin zur Leibphilosophie richtet.[108] Diese offenbart – besser als andere Perspektiven – innovative theoretische Auseinandersetzungen und ein besseres Verständnis von Lebenswelt, da eine Philosophie entwickelt wird, die den Menschen *vom Leibe her* entwirft und darauf abzielt, die Kluft zwischen der unwillkürlichen Lebenserfahrung und der in unserer Kultur dominierenden Vergegenständlichung zu überbrücken und der Lebenswelt als einem von Menschen gemeinsam erlebten Ort näher zu kommen.[109] Die Leibphilosophie kann das menschliche Selbstverständnis nicht mehr in der Tradition der Bewusstseinsphilosophie von einem „Ich denke, also bin ich" herleiten. Die Kritiker der Bewusstseinsphilosophie betonen, dass es ohne Leiblichkeit kein Bewusstsein

106 Die Bausteine aus dem Titel der Arbeit finden sich eingerahmt in wichtige Elemente wie den eigenleiblichen Regungen, der Gefühlstheorie oder dem affektiven Betroffensein. So ist das Feld der leiblichen Kommunikation nicht ohne die Polarität von Enge und Weite oder die Bedeutsamkeit der Einleibung zu verstehen oder das affektive Betroffensein nicht ohne das Verständnis von subjektiven Tatsachen.

107 Vgl. Schmitz 2005.

108 Vgl. Uzarewicz 2005a, 1; vgl. Uzarewicz/Uzarewicz 2005, 79; 146; Die Autoren betonen, dass das Verständnis der vorliegenden Phänomenologie des eigenleiblichen Spürens von der Fixierung auf das Bewusstsein ablässt und auch weiterhin von dem ausschließlichen Verständnis des handelnden Menschen abrückt (vgl. Uzarewicz/Uzarewicz 2005, 89).

109 Vgl. Uzarewicz 2005a, 1; vgl. Uzarewicz/Uzarewicz 2005, 78.

gibt und erst im eigenleiblichen Spüren das Bewusstsein zu Tage kommt.[110] Auch unser Denken und Sprechen muss erst reflexiv werden, während das eigenleibliche Spüren immer schon vorbewusst ist.[111]

Der Leib ist kein Synonym für den Körper, sondern weist eine dynamische[112] – nicht stoffliche – Struktur auf, die in der Lage ist, über den Zustand eines Menschen Auskunft zu geben.[113] Etymologisch steht der Leib – ganz in Abgrenzung zum Körper – für das Lebendige.[114] Die Phänomenbeschreibung des eigenleiblichen Spürens durch das Wort *Leib* ist der deutschen Sprache eigen. Uzarewicz/Uzarewicz legen die etymologische Abgrenzung für Körper und Leib dar: *Leib* wurde für das lebendige Geschöpf, die Überlebenden auf dem Schlachtfeld und *Körper* für den toten Kadaver, die Leiche bzw. für die stoffliche Struktur verwendet.[115] Der Leib bildet die Struktur eigenleiblichen Spürens. Der Körper ist der Gegenstand, der gesehen und betrachtet werden kann und das naturwissenschaftliche Interesse geweckt hat.[116] Er scheint von Natur aus auf Sichtbarkeit und Ästhetik angelegt zu sein.[117] Der Leib ist im Verständnis von Schmitz kein Ding, sondern immer ein Zustand. Das leibliche Befinden *ist* der Leib. Es sind gerade die leiblichen Regungen, die eine Bedeutung haben, da sie sich gegen Neutralität und Eintönigkeit stellen. „… Der Leib ist keine abgesonderte Provinz, sondern der universale Resonanzboden, wo alles Betroffensein des Menschen seinen Sitz hat und in die Initiative eigenen Verhaltens umgeformt wird; nur im Verhältnis zu seiner Leiblichkeit bestimmt sich der Mensch als Person."[118]

---

110 Vgl. Uzarewicz/Uzarewicz 2005, 73; vgl. auch Fuchs 2000, 52, 275. Siehe hierzu auch die konträre Position von Wienbruch in dieser Arbeit.

111 Vgl. Uzarewicz/Uzarewicz 2005, 89. Die Autoren gehen in ihrem Text von einer Reflexivität des eigenleiblichen Spürens aus. Diese Auffassung wird an dieser Stelle nicht geteilt, da Reflexivität an Bewusstsein gebunden ist (vgl. Böhm 1997, 112).

112 Soentgen spricht in diesem Zusammenhang von einem dynamischen System (vgl. Soentgen 1998, 14; 31).

113 Vgl. Uzarewicz 2005a, 1; vgl. Uzarewicz/Uzarewicz 2005, 71; 89.

114 Vgl. Soentgen 1998, 15.

115 Siehe im Folgenden Uzarewicz/Uzarewicz 2005, 71 f. und Soentgen 1998, 15 f.

116 Vgl. Schmitz 1992, 15; vgl. Schmitz 1995, 116 f.; Schmitz betont in diesem Zusammenhang den segensreichen Nutzen der Medizin.

117 Vgl. im Folgenden Soentgen 1998, 16–17; siehe hierzu auch seine Ausführungen zum Kopfhaar. In der menschlichen Bevorzugung des Dinghaften kommt der gegenständliche Körper diesem Bedürfnis eher entgegen als das leibliche Spüren bzw. das leibliche Dasein.

118 Schmitz 1995, 116.

Beim leibphänomenologischen Ansatz ist das leibliche Betroffensein elementar, da gerade hier die Wirklichkeit hervortritt.[119] Für Schmitz steht daher das leibliche Spüren bzw. die leiblichen Regungen in Form von Hunger oder Durst im Zentrum des Interesses. Auf diese subtilen Regungen geht er mit einem differenzierten Vokabular ein.[120]

Seine Terminologie verdeutlicht, wie im Alphabet der Leiblichkeit unter Punkt 5.1 dargelegt, dass leibliche Kommunikation z. B. in Polarität von Enge und Weite stattfindet und dass ihre Dynamik das affektive Betroffensein ausmacht.

Da der grundlegende Charakter der Leiblichkeit so geschaffen ist, dass er unserem Bewusstsein meist verborgen bleibt, tritt auch das Dilemma der Leibphänomenologie offen zu Tage.[121] Diese *Unsichtbarkeit* macht die Schwierigkeit der phänomenologischen Erforschung des Leibes aus.[122] Wir bewegen uns „... von vorneherein in einem komplexen, nur hermeneutisch zu erhellenden Zirkel."[123]

Das Wesen des Leibes ist es, in der Bewegung und Wahrnehmung aufzugehen. Fatalerweise erfassen wir unseren Leib jedoch nicht in dieser sehenden, bewegten Weise. Sollten wir dies versuchen, so werden unsere Vollzüge mechanisch. Den Leib als ein Ganzes in das Bewusstsein zu heben, ist somit nicht möglich.[124]

---

119 Ebd., 51.

120 Auch wenn Schmitz seine Sichtweise mit der Beschreibung der leiblichen Regungen wiedergibt, so werden von mir dennoch zur leichteren Verständlichkeit die Begriffe Befinden, Empfinden und Spüren synonym im Verständnis der *leiblichen Regungen* verwendet. Somit sind diese Begriffe im Hinblick auf das leibliche Befinden im schmitzschen Sinne gemeint. Schmitz selbst hat betont nicht von Empfindungen gesprochen um gerade die Abgrenzung zu den physiologischen Empfindungsprozessen auszuschalten (vgl. Soentgen 1998, 61). In der Psychologie versteht man unter Empfindungen die Art des psychischen Vorgangs, der zu einer Sinnesart gehört (vgl. Nolting/Paulus 1996, 44).

121 Vgl. Fuchs 2000,16; auch Merleau-Ponty merkt kritisch die Ambiguität des Leibes an. Seine Zweideutigkeit wird dadurch erkennbar, dass er einerseits da und andererseits immer randständig (Randgegenwärtigkeit) ist. Der Leib ist nicht gegenständlich und ich kann ihn auch nicht über das Denken erfassen. Ihn zu erkennen kann nur heißen, ihn sinnlich zu erleben (vgl. Fuchs 2000, 70–71).

122 Uzarewicz/Uzarewicz betonen, dass jedoch gerade unsere mentalistische Kultur „... die geistige Ent-fremdung auf Kosten der leiblichen Entfremdung betrieben ..." hat (Uzarewicz/Uzarewicz 2005, 22).

123 Fuchs 2000, 16.

124 Ebd., 71.

Der Beitrag der philosophischen Anthropologie lässt sich – auch für die leiblichen Regungen – in diesem Zusammenhang wie folgt benennen: „Der Mensch als Lebewesen läßt sich nicht vom Menschen als Person isolieren. Denn die Vitalschicht ist mit der geistigen Dimension von Sprache, Abstraktion und Reflexion so verwoben, daß auch die tierverwandten, vitalen Funktionen immer menschlich ‚strukturiert' sind."[125] Mein In-der-Welt-Sein ist daran geknüpft, dass ich mit meinem Leib in ihm bin, da ich mein Leib bin.[126]

Schon mit der modernen Säuglingsforschung konnte die Bedeutung des Leibes dargelegt werden.[127] Im Säuglingsalter kann sich unser Selbstbewusstsein nur auf der Grundlage des leiblichen Spürens und Sich-Bewegens entwickeln. Noch vor dem Eintritt des Selbstbewusstseins treten wir in eine dialogische Beziehung zur Welt. Vor diesem Hintergrund sind Leib und Person nicht voneinander zu trennen.

Neben der oben aufgezeigten Unterscheidung zwischen Körper und Leib ist noch eine weitere Abstufung zweckmäßig: Körper – leiblicher Körper – Leib.

Die Grenze des Körpers ist die Haut, sie konturiert ihn.[128] Die Grenze des leiblichen Körpers ist das (mit den Sinnen) Wahrnehmbare. Er ist der sinnliche Körper.[129] Der Leib ist hingegen begrenzt durch das, was wir spüren.

Das Spüren ist das Zentrum der Leibphänomenologie. Ein weiteres Unterscheidungsmerkmal zwischen leiblichem Körper und Leib weist auf, dass sinnlich Gespürtes immer Fremdanteile hat (die tastende Hand), das eigenleibliche Spüren jedoch nicht.[130]

Es kann festgehalten werden, dass Leib und Körper nicht eins sind, Körper und Bewusstsein aus philosophischer und wissenschaftlicher Perspektive lange Zeit im Mittelpunkt standen, derweil der Leib vernachlässigt wurde, und dass der Leib der Vernunft vorgängig ist.

---

125 Ebd., 48.

126 Nach Heidegger (vgl. Schmitz 1995, 134).

127 Vgl. Fuchs 2000, 52; 114; 134; 275.

128 Vgl. Schmitz 1992, 11–12; vgl. Schmitz 1995, 115; vgl. Soentgen 1998, 14.

129 So unterscheidet die frühe Phänomenologie zwischen Körperding und Empfindungsfeld (vgl. Uzarewicz/Uzarewicz 2005, 82).

130 Vgl. Uzarewicz/Uzarewicz 2005, 101.

Schmitz unterscheidet das leibliche Spüren und die leibliche Kommunikation. In seinem Verständnis können beide der Wahrnehmung vorangehen.[131] Dies bedeutet, wenn im vorliegenden Kontext von leiblichem Spüren die Rede ist, dass dieses Spüren nicht nur nachträglich als Übersetzung der Wahrnehmung stattfindet, sondern eben der Wahrnehmung – im Verständnis von vorsinnlich – auch vorangehen kann.[132]

Im Folgenden werden die Komponenten der Leibphänomenologie näher betrachtet. Dazu werden als erstes die eigenleiblichen Regungen thematisiert und ihre Vorsinnlichkeit erläutert. Anschließend wird geklärt, was Schmitz unter der Gefühlstheorie und dem Atmosphärenbegriff versteht. Mit den Ausführungen zur affektiven Betroffenheit werden die bis dahin erläuterten Aspekte zusammengeführt. Das Kapitel 5.4. rundet die spezifischen Erläuterungen zur Leibphänomenologie ab.

5.1 Eigenleibliche Regungen

Die leiblichen Regungen in Form von Hunger, Durst, Müdigkeit, Wut, Freude, Ekel, Schmerz oder Lust[133] sind für jeden von uns allgegenwärtig und doch weiß man erstaunlich wenig über die Gesetzmäßigkeiten unseres leiblichen Befindens.[134] Leibliche Regungen sind stets räumlich ausgedehnt,[135] sie kommen und gehen – weitgehend unabhängig davon, ob man sich auf sie einlässt.[136] Sie sind immer eigen. Leibliche Regungen heißen so, weil der Leib sich

131 In den nachfolgenden Ausführungen wird von mir bewusst nicht der Begriff der Wahrnehmung gebraucht, um vom klassischen Verständnis in der Wahrnehmungspsychologie abzugrenzen. Es geht somit nicht um Wahrnehmung aus der Perspektive der Psychologie im Sinne eines Reiz-Reaktionsschemas oder innerhalb eines psychischen Systems (vgl. Nolting/Paulus 1996, 28 ff.; 44 ff.). Gleichzeitig wird in Betracht gezogen, dass es noch andere Weisen der Wahrnehmung geben könnte (vgl. hierzu auch Hauskeller 1995, 33). Der Begriff *Wahrnehmung* taucht allerdings dann auf, wenn der jeweilige Autor ihn verwendet (siehe z. B. Hauskeller 1995).

132 Vgl. Soentgen 1998, 47.

133 Vgl. Schmitz 1992, 168–169 u. Schmitz 1995, 115.

134 Vgl. Soentgen 1998, 14.

135 Vgl. Schmitz 1995, 117.

136 Vgl. Schmitz 1992, 168–169.

regt, so z. B. beim Magenknurren und bei Hungergefühlen.[137] Dieses Sich-Regen wird als dynamischer Prozess verstanden.[138] Schmitz thematisiert mit seiner Theorie des Leibes sowohl die alltäglichen Veränderungsprozesse als auch die *leiblichen Regungen*[139] und unterscheidet diese von den Gefühlen.[140] Die vielfältigen leiblichen Regungen können differenziert *betrachtet* werden. So ist die Unterscheidung zwischen Hunger und Durst, dass Durst nicht umgelenkt werden kann und sehr intensiv ist. Jemanden dursten lassen ist wie Gewaltausübung.[141] Die Einstellungen der Flüssigkeits- und Nahrungsaufnahme unter der Geburt werden seit Jahren kontrovers diskutiert – immer jedoch unter einer Körperperspektive.[142]

Historisch betrachtet hat die Entfaltung der Anatomie als Wissenschaft vom menschlichen Körper und die damit einhergehende Eroberung und bildliche Schematisierung des menschlichen Innenlebens mit vielen weiteren historischen Entwicklungen dazu beigetragen, dass sich die materialistische, reduktionistische Vorstellung vom Körper als Objekt unter Objekten durchsetzte.[143] Der Mensch versteht sich in Folge als System[144]: Herz-Kreislauf-, Stoffwechsel-, Hormon-, Immun-, Atmungs- und Nervensystem. Friesacher belegt, dass die Maschinen- und Computermetaphern schon auf den Menschen Anwendung finden.[145] Das, was Menschen erleben und empfinden, verschwindet zunehmend aus dem Blick der Wissenschaften – Bedeutung bekommt statt dessen die Bildlichkeit. Wie Barbara Duden seit vielen Jahren konstatiert, hat die Medizintechnik die Schwangerschaft für das Erleben der Frau unbrauchbar gemacht. Sie weist nach, dass die Interaktion der Schwangeren mit dem US-Bildschirm die Frau entkörpert. Eigene Sinnlichkeit und Wahrnehmung der Schwange-

137 Vgl. Uzarewicz/Uzarewicz 2005, 117.

138 Vgl. Soentgen 1998, 33.

139 Ebd., 61.

140 Vgl. Hauskeller 1995, 21. Ohne einen Vorgriff auf die schmitzsche Gefühlstheorie zu nehmen, sei hier schon betont, dass er die (historisch gewachsene) Hineinverlagerung der Gefühle ins Innere des Menschen ablehnt und stattdessen von einer Räumlichkeit der Gefühle ausgeht (Vgl. Schmitz 1992, 20; vgl. Soentgen 1998, 104). Er lehnt die Neigung, Gefühle als subjektive, private Seelenzustände der einzelnen Personen aufzufassen, ab.

141 Vgl. Uzarewicz/Uzarewicz 2005, 120.

142 Vgl. Enkin et al. 1998, 245 f.

143 Vgl. Gahlings 2006, 25.

144 Vgl. auch Duden 1991–1998, Sammlung I, 48.

145 Vgl. Friesacher 2008, 144.

ren wurde durch den Einsatz des US abgebaut.[146] Er objektiviert biologisch die Wahrnehmung der Frau.[147] Dabei war in der Geschichte das Erlebnis Schwangerschaft einzig für die Frau ein haptisch und kinästhetisch erfahrbares Ereignis.[148] Auch hier wurden im Laufe der Jahrhunderte die subjektiven Erfahrungen verdrängt und durch objektive Tatsachen ersetzt: Heute hat das Baby-Viewing auf dem US-Monitor mehr Bedeutung als die eigenleiblichen Regungen. Für den modernen Menschen treten diese meist erst dann ins Bewusstsein, wenn der Körper versagt oder sich nicht (mehr) managen lässt. Die vom medizinischen Weltbild geprägte Beziehung zum eigenen Leib als Körperding, über das bestimmte Professionen vermeintlich besser Bescheid wissen als man selbst, hat weitreichende Folgen. Das leibliche Spüren steht nicht (mehr) im Fokus und dies hat einerseits zur Entfremdung von uns selbst und andererseits zur Manipulierbarkeit des Körpers beigetragen. Dies wird deutlich im heute so wichtigen Körperkult. Entscheidend ist, wie der Body oder der Körper wirkt, ob er sportlich oder adrett gekleidet ist und fech aussieht; wie Du Dich dabei fühlst, ist egal. In Abgrenzung zum Körperschema existieren auch erste innovative Ansätze. Gahlings führt die leibphänomenologischen und feministischen Positionen zusammen und erarbeitet den Begriff des Geschlechtsleibes.[149] Sie legt dar, dass die Geburt des geschlechtlichen Selbst in der Kindheit stattfindet und sich sowohl an eigenleiblichen Regungen, tastbaren Phänomenen als auch an den jeweils bereit gestellten kulturellen Praxen geschlechtlicher Existenz entfaltet.

Das Spüren eigenleiblicher Regungen ereignet sich ohne die Sinne.[150] Diese können uns täuschen, die leiblichen Regungen hingegen nie. Zwar hat der Leib keine Konturen, doch reicht er weiter und tiefer als die Sinne. Ein eindrückliches Beispiel dafür ist der Vergleich des Spezifischen bei einem Schlaganfallpatienten und bei einem beinamputierten Menschen. Bei einer Halbseitenlähmung reicht der Körper weiter als der gelähmte Leib, bei einer Beinamputation hingegen reicht der Leib weiter.[151] Leibliche Regungen sind örtlich begrenzt am Leib lokalisiert.[152] Ihr Wesen wird wie folgt charakterisiert:

146 Vgl. Duden 1991–1998, Sammlung I, 58.
147 Ebd., 61.
148 Ebd., 37.
149 Vgl. im Folgenden Gahlings 2006.
150 Vgl. Schmitz 1995, 115 und Uzarewicz/Uzarewicz 2005, 73.
151 Vgl. Fuchs 2000, 68.
152 Vgl. Hauskeller 1995, 21.

- sie kommen und gehen – sie sind nicht von Dauer (Flexibilität);
- sie sind labil und bilden sich immer wieder neu (Labilität);
- durch Flexibilität und Labilität können sie auch über den eigenen Leib hinaus und auf andere übergreifen;
- sie sind nicht über Organe, sondern über Leibesinseln konzipiert.[153]

Die Frage, wie und wo wir diese Leiblichkeit spüren, beantwortet Schmitz mit den Leibesinseln bzw. den *leibliche Regungen*.[154] Diese ermöglichen eine *Innenschau* – im Sinne eines Nach-innen-Spürens – wobei der Blick nicht durch eine Organperspektive bestimmt wird oder das was man sehen und betasten kann, sondern frei bleibt für das, was man eigentlich spürt.[155] Leibesinseln dürfen als Anatomie des gespürten Leibes gelten.[156] Schließt man beispielsweise die Augen, erscheint es vielleicht zunächst so, als würde man „nichts" spüren. Nach einer Weile jedoch werden sich Zonen wie die des Gaumens herausheben. Auch das Behagen in der Badewanne oder das Untertauchen des Kopfes und das Einfließen von warmem Wasser lässt Zonen bzw. Leibesinseln hervortreten. Das nachfolgend skizzierte Alphabet der Leiblichkeit stellt für Schmitz die den Leibesinseln zugehörige Physiologie dar, welche die Dynamik des Leibes kennzeichnet. Leibesinseln bilden sich meist flüchtig, sind ohne stetigen Zusammenhang (unstabil und unkonturiert), sie bilden sich um oder lösen sich auf[157], da Leib in Abgrenzung zum Körper keine klaren Grenzen hat.[158] Drei Arten von Vorgänge werden für die Leibesinseln unterschieden: die Umbildung, das Schwinden und die Bildung neuer Leibesinseln.[159] Ein weiteres Unterscheidungsmerkmal zwischen Leib und Körper verdeutlicht Schmitz anhand der Örtlichkeit. Die Örtlichkeit des Leibes ist different zur der des Körpers. Das, was ich tasten kann (Körper), ist immer auf relative Orte bezogen da die Relation zwischen zwei oder mehreren Orten nur in Bezug auf etwas identifiziert werden kann.[160] Das, was ich spüre (Leib einschließlich Leibesinseln), ist auf absolute Orte bzw. Örtlichkeit bezogen, da

153 Vgl. Uzarewicz/Uzarewicz 2005, 117.
154 Vgl. Schmitz 1992, 12; 42; vgl. Uzarewicz/Uzarewicz 2005, 98; vgl. Soentgen 1998, 18.
155 Schmitz spricht davon an sich „hinunterzuspüren" (vgl. Schmitz 1995, 119).
156 Vgl. im Folgenden Schmitz 1992, 44–45.
157 Vgl. Uzarewicz/Uzarewicz 2005, 98; 100.
158 Vgl. Schmitz 1992, 15; vgl. Soentgen 1998, 19.
159 Vgl. Uzarewicz/Uzarewicz 2005, 98.
160 Vgl. Schmitz 1992, 43–44.

dieser Leib ohne Relation bestimmbar ist.[161] Das Spürbare spüre ich an einem absoluten Ort.[162] So muss Müdigkeit nicht erst räumlich anhand eines Koordinatensystems identifiziert werden. Die Örtlichkeit gehört zu den leiblichen Regungen, hingegen sind Gefühle, Atmosphären oder Stimmungen im Sinne von Schmitz, wie oben erwähnt, nicht örtlich. Wir können an der Leiblichkeit anderer teilhaben. Diese Teilhabe geschieht aufgrund unseres leiblichen Wissens über Hunger, Durst oder auch Schmerz.[163] Leibliche Regungen betreffen in Abgrenzung zu den Gefühlen nur das Subjekt.[164]

Der Leib drückt sich somit in drei Aspekten aus: Erstens ist der Leib unser Medium in der Welt, zweitens ist er unsere Verankerung in der Welt und drittens ist er meine persönliche Existenz – in dieser Weise macht er die Endlichkeit meiner Welt aus.[165]

Alphabet der Leiblichkeit

Unsere Leiblichkeit zeigt sich im eigenleiblichen Spüren. Um diese Struktur zu erschließen, schlägt Schmitz neun Begriffe vor (Alphabet der Leiblichkeit), mit welchen sich dreißig leibliche Prozesse und Phänomene analysieren lassen.[166] Unser Leib ist nach Schmitz längst nicht immer als Einheit spürbar, wie zum Beispiel bei Müdigkeit. Bei Hunger oder Schmerzen nehmen wir einzelne Bereiche, die *Leibesinseln*, besonders wahr.[167] Die neun Begriffe kennzeichnen unterschiedliche Polaritäten[168]: Enge ist das Gegenteil von Weite, Spannung von Schwellung und epikritische und protopathische Tendenzen sind als polare Gegensätze gemeint. Zu den bisher benannten sechs Begriffen kommen noch Richtung, Rhythmus und Intensität. Das Innovative der zunächst seltsam anmutenden Begriffe liegt darin, die leiblichen Regungen erfassen, beschreiben und in Beziehung setzen zu können.[169]

---

161 Vgl. Uzarewicz/Uzarewicz 2005, 100–102; vgl. Hauskeller 1995, 27.

162 Vgl. Soentgen 1998, 21.

163 Vgl. Schmitz 1992, 39 f.; vgl. Soentgen 1998, 14; 33.

164 Vgl. Uzarewicz/Uzarewicz 2005, 113; vgl. Hauskeller 1995, 21.

165 Vgl. Uzarewicz/Uzarewicz 2005, 82.

166 Vgl. Schmitz 1992, 12; 44 ff. und Soentgen 1998, 58.

167 Vgl. Schmoll 1993, 232.

168 Schmitz spricht von dialogischen leiblichen Regungen, die aneinander gebunden sind und gleichzeitig konkurrierende Tendenzen darstellen (vgl. Schmitz 1992, 13 f.; 45; 53; vgl. Schmitz 1995, 135; Uzarewicz/Uzarewicz 2005, 90–91).

169 Vgl. Uzarewicz/Uzarewicz 2005, 90 f.

Enge und Weite

Die Empfindungen von Enge und Weite sind jedem bekannt, die Enge z. B. aus der Situation der Angst oder des Schrecks, und die Weite z. B. aus der Situation kurz vor dem Einschlafen, dem Dösen oder im Rauschzustand. Nun sind Enge und Weite jedoch nicht gleich stark ausgeprägt, sondern: „Die Enge des eigenen Leibes hebt sich stets ab vor dem Hintergrund der Weite."[170] Somit ist die Enge vorherrschend, da auch der Leib selbst eng ist und wir nach Weite streben. Uzarewicz/Uzarewicz verdeutlichen schon im Titel ihres Werkes, dass der Mensch die Weite sucht.[171] Das Verhältnis von Enge und Weite wird dadurch bestimmt, dass sie antagonistisch konkurrieren. Sie stacheln sich gegenseitig an und leisten sich dadurch gleichzeitig Widerstand. Betrachtet man die Konkurrenz zwischen Enge und Weite, so wird zwischen ihnen aufgrund der leiblichen Richtung vermittelt. Diese leibliche Richtung führt aus der Enge in die Weite (Ausatmen), denn „Jede Weitung ist auch Richtung, aber nicht umgekehrt."[172] Ihr Verhältnis im Zusammenhang mit Spannung und Schwellung gehört mit zur leiblichen Ökonomie, wobei jede der beiden Tendenzen (Enge oder Weite) dominieren kann.[173]

Für das Verständnis des nächsten Begriffspaares epikritische und protopathische Tendenz sind Synästhesien wichtig. Das Phänomen der Synästhesien oder auch synästhetischen Charaktere wurde von zahlreichen Autoren beschrieben.[174] Es verdeutlicht, dass jede Sinnesempfindung den ganzen Leib zu erfassen vermag: das warme Rot, das grelle hohe C. Ein Sinnesbereich wird gereizt. Eine Sinnesempfindung kann jedoch in einem Sinnesbereich auftreten, der nicht äußerlich gereizt wurde – so können sich bei dem Hören einer

170 Soentgen 1998, 21.

171 Uzarewicz/Uzarewicz 2005; Der verwendete Artikel im Titel des Werkes lautet „Das Weite suchen". Das umgangssprachliche Sprichwort „Das Weite suchen" hat jedoch einen völlig anderen Sinn und vor diesem Hintergrund wird hier bewusst der Artikel „die" benützt.

172 Schmitz 1995, 124.

173 A. a. O., 123.

174 Vgl. Ludwig Klages (1954), zit. in Fuchs 2000, 49; Erwin Straus und seine Unterscheidung zwischen dem gnostischen (gegenständlichen/erkennenden) und pathischen (zuständlichen/empfindenden) Moment der Sinneswahrnehmung und der Feststellung, dass es eine rein gnostische Wahrnehmung nicht geben kann, da der Mensch sich immer in einer erlebten Beziehung zum Sinnesgegenstand befindet (vgl. Fuchs 2000, 57; 59–60); Merleau-Ponty (vgl. Fuchs 2000, 69–70).

Klangfolge Farbeindrücke einstellen. Wir sind also in der Lage, Farben als Töne zu sehen, denn „... Farben und Tonschwingungen finden ihr Echo im gesamten sinnlichen Sein des Leibes.“[175] Der Leib besteht folglich nicht aus der Summe nebeneinander gesetzter Organe, sondern stellt ein synergisches System dar.[176] Schon bei dem Anblick von Farben wird deutlich, dass es zu synästhetischen Mitempfindungen von Wärme oder Kälte kommt und nicht zu einem bloßen Farbeindruck. Von der Einstellung hängt ab, ob die Weisen des Empfindens einen leiblichen Charakter annehmen und ich mich weite, dehne oder verliere.[177]

Epikritische und protopathische Tendenz

Die Begriffspaare epikritisch und protopathisch lassen sich am einfachsten anhand von Tönen, Licht oder dem Spüren von Schmerzen erläutern.[178] Eine epikritische Tendenz bezieht sich im Fall des Spürens auf spitzes, scharfes, abgegrenztes und helles Spüren und beschreibt Schmerz, Licht oder auch Töne zum Beispiel in Form von stechenden Schmerzen, grellem Licht oder schrillen Tönen. Protopathisches Spüren kennzeichnet ein dumpfes, dunkles, diffuses und ausstrahlendes Spüren in Form von dumpfen Schmerzen, diffusem Licht oder tiefen Tönen. In dieser Tendenz verschwimmen die Umrisse. Nach Schmitz können viele Typen leiblicher Regungen sowohl nach der einen oder anderen Seite akzentuiert sein. Der protopathische Schmerz ist dumpf und wühlend wie beim Menstruationsschmerz, der epikritische Schmerz spitz und stechend wie bei einer Nervenwurzelreizung am Zahn. Ausschließlich diese beiden sind als Kategorienpaar der Leiblichkeit unabhängig vom Grundsatz zwischen Enge und Weite. Für das nächste Begriffspaar *Spannung und Schwellung* trifft dies nicht zu.

175 Fuchs 2000, 70.

176 Vgl. Fuchs 2000, 70; stimmungshafte Einheit von Formen, Farben, Klängen usw. siehe Hauskeller 1995, 57 ff.; ferner synästhetische Wahrnehmung, siehe Hauskeller 1995, 72 ff.; 75 f.; synästhetische Charaktere von Leibesinseln, siehe Schmitz 1995, 133.

177 Vgl. Fuchs 2000, 60. Vgl. in diesem Zusammenhang auch die Ausführungen von Böhme: Ein Ding hat ein Wesen und kann aus sich (mit Qualitäten von süß, bitter, herb) heraustreten (vgl. Böhme 1993a, 54).

178 Schmitz selbst spricht vom Kategorienpaar (vgl. im Folgenden Schmitz 1995, 126).

Spannung und Schwellung

Spannung und Schwellung ergeben sich aus einer Mischung von Enge und Weite.[179] Da bei der Spannung ein Übergewicht der Enge (Konflikt) vorliegt und bei der Schwellung ein Übergewicht der Weite, sind Spannung und Schwellung gewissermaßen die Mischung aus Enge und Weite.[180] Die Enge des Leibes ist uns im normalen Befinden als latente Spannung gegeben die unseren Leib zusammenhält.[181] Soentgen betont, dass die Schwellung nicht wie sonst üblich verstanden werden darf (z. B. wie bei einem verstauchten Fuß), sondern immer etwas Lustvolles darin liegt und auch die Konnotation des Überwindens von Hindernissen mitschwingt (wie bei einer stolzgeschwellten Brust).[182] Der Umgang mit den Impulsen von Spannung und Schwellung finden sich auch in der analen Zone bei der Defäkation.[183] Beim Gähnen sind Spannung und Schwellung in der Bewegung vereinigt.[184] Uzarewicz/Uzarewicz legen dar, wie es bei der einsetzenden Erschöpfung nach körperlicher Betätigung zu einem Verströmen von Spannung und Schwellung kommen kann.[185] Das Zerfließen in Weite ist wohl untrennbar mit Entspannung verbunden. Im Zusammenhang mit den Leibesinseln tritt die Spannung als Gegenspieler der Weitung auf und hält gleichzeitig die Leibesinseln zusammen. „Lässt die Spannung nach und ist auch die epikritische Tendenz schwach, so verschwimmen die Leibesinseln zu einer *breiigen Masse.*“[186] Mit der Zunahme der Spannung konturieren sich auch die Leibesinseln wieder stärker.

---

179 Vgl. Schmitz 1992, 53; vgl. Uzarewicz/Uzarewicz 2005, 92.

180 Vgl. Schmitz 1992, 45; 75; 144–145; 163; vgl. Schmitz 1995, 123; vgl. Soentgen 1998, 21; 27.

181 Vgl. Schmoll 1993, 232.

182 Vgl. Schmitz 1992, 40; vgl. Soentgen 1998, 21; 27.

183 Nach Schmitz sind es gerade die orale und die anale Zone, die dauernd gespürt werden (vgl. Schmitz 1995, 132 und Schmitz 1992, 59; 61 f.; vgl. Schmitz 1995, 134–135; vgl. Soentgen 1998, 30).

184 Vgl. Schmitz 1995, 133.

185 Vgl. Uzarewicz/Uzarewicz 2005, 93; siehe in diesem Zusammenhang auch die Ausführungen von Schmitz zum Ausstrecken im Bett und zum Recken und Strecken der Glieder (vgl. Schmitz 1992, 46).

186 Uzarewicz/Uzarewicz 2005, 98.

Richtung

Die Richtung charakterisiert das, was aus der Enge in die Weite führt wie auch das Richtungsempfinden sonstiger leiblicher Regungen.[187] So ist zum Beispiel beim Saugen ein Spüren von Richtung auffällig, ebenfalls beim Schreien und beim Atmen – ein dynamischer Prozess, der aus der Enge in die Weite führt.[188] Auch der Blick ist eine leibliche Richtung, wobei dies auch für den konzentrierten nach innen gerichteten Blick gilt. Die leibliche Richtung als Eigenbewegung wird bei Ausweichmanövern in belebten Fußgängerzonen offensichtlich. Alle unsere Gebärden, wie beispielsweise ein gereckter Zeigefinder, weisen eine leibliche Richtung auf. Jede Gebärde kann aus der Enge in die Weite führen und über die sichtbar ausgeführten Bewegungen hinausgehen und den Raum durchdringen.

Rhythmus

Rhythmus ist das pulsierende Auf und Ab von Spannung und Schwellung.[189] Rhythmen durchziehen die ganze Welt, ein natürlicher oder künstlicher Rhythmus ist am eigenen Leib spürbar und greift tief in unsere Leiblichkeit ein. Unsere Leiblichkeit spricht stark auf (melodische) Rhythmen an und ist zu einem nicht unerheblichen Teil selbst rhythmisch organisiert. Bei der Angst existiert ein ausgeprägter leiblicher Rhythmus des Pulsierens abwechselnder Übergewichte von leiblicher Spannung und Schwellung. Gerade diese Betonung des Rhythmischen motiviert alle Phänomene der Angstlust beim wohligen Gruseln.[190] Die leibliche Disposition bezogen auf Schwingungsfähigkeit bzw. Erschütterbarkeit von Rhythmen ist sehr unterschiedlich ausgeprägt.[191]

Intensität

Intensität und Rhythmus sind Urphänomene der Leiblichkeit.[192] So wie Rhythmus das Auf und Ab von Spannung und Schwellung kennzeichnet, wird das Zusammenfallen von Spannung und Schwellung mit Intensität bezeichnet. Intensität wird deutlich, wenn man tief einatmet und die Luft anhält.

---

187 Vgl. Soentgen 1998, 22; 28.

188 Vgl. im Folgenden Schmitz 2007, 124–125.

189 Vgl. Uzarewicz/Uzarewicz 2005, 94 f.

190 Vgl. Schmitz 2005a, 293.

191 Vgl. Schmitz 2007, 129.

192 Vgl. im Folgenden Soentgen 1998, 21–22.

Ökonomie des Leibes

Für Schmitz sind die oben dargestellten Polaritäten bedeutsam und zeichnen die Ökonomie der Leiblichkeit aus.[193] Die Aufgabe besteht darin, das menschliche Leben in einem Gleichgewicht zwischen Enge und Weite zu halten.[194] Somit bewegt sich das leibliche Spüren permanent zwischen diesen Tendenzen. Das Gleichgewicht zum Beispiel in Richtung Enge zu verlassen, wird mit privativer Enge bezeichnet. Die ausgeglichene Mitte steht für Gesundsein. Das Kranksein tendiert in Richtung *privativer Enge* oder *privativer Weite.*[195] Ist das Band zwischen Enge und Weite gerissen, so kann es zur Folge haben, dass der Mensch ohnmächtig wird (Weite) oder wie gelähmt ist (Durchsetzung der Enge). Solange der Mensch jedoch bei Bewusstsein ist, können sich Enge und Weite nur teilweise voneinander lösen.[196] Privative Weite ist bei Erleichterung spürbar oder auch beim Gähnen und bei peinlichem oder freudigem Erschrecken. Im Fall übermächtiger Weite kann es zu Bewusstlosigkeit, Schlaf oder auch Handlungsunfähigkeit kommen.[197] Schmoll legt exemplarisch an einer Patientin mit offener Selbstschädigung dar, dass das Nachlassen der Spannung in einer Einschlafsituation negativ spürbar wird und dass ein solcher Spannungsverlust zu einem Übermaß an negativer Weitung des Leibes[198] und somit zu privativer Weite führen kann.[199] Solange das bewusste Erleben dauert, kommt man als Mensch weder von der Enge noch von der Weite ganz los. Unser Leben ist davon geprägt, es in einem labilen Gleichgewicht zu halten.[200] Diese Labilität trägt der Mensch ein Leben lang mit sich herum, da er jederzeit durch Angst oder Schrecken wieder in die *primitive Gegenwart* hinabsinken kann.[201] So kann beispielsweise Schmerz die Individualität und Persönlichkeit eines Menschen auslöschen. Diese Zustände der *primitiven Gegenwart*

193 Vgl. Schmitz 1992, 49–53; vgl. Böhme 1995, 30.

194 Vgl. im Folgenden Uzarewicz/Uzarewicz 2005, 90–91; 96.

195 Vgl. Schmoll 1993, 232.

196 Vgl. im Folgenden Schmitz 1992, 45; vgl. Schmitz 1995, 123; 135.

197 Vgl. Schmitz 1992, 75; 155–157; vgl. Soentgen 1998, 32.

198 Anders als beim Rauschzustand: hier wird die Weitung des Leibes positiv erlebt.

199 Vgl. Schmoll 1993, 232–233.

200 Vgl. Schmitz 1992, 45; vgl. Uzarewicz/Uzarewicz 2005, 90–91; 96; vgl. Soentgen 1998.

201 Schmitz unterscheidet die primitive Gegenwart von der personalen Regression und Emanzipation (vgl. Schmitz 1992, 171–172). Durch Angst und Schreck vermag der Mensch immer wieder in die primitive Gegenwart, in sein Hier und Jetzt abzustürzen (vgl. Schmitz 1992, 75–76); vgl. auch Schmitz 1995, 51 f.

können nach Schmitz lust- oder qualvoll erlebt werden. Gleichzeitig hebt er immer wieder hervor, dass Schmerz nicht nur Unglück ist, sondern auch die Chance zum personalen Menschsein bereitstellt.[202]

Neben den dargestellten Polaritäten sind für Schmitz ebenso Rhythmus und Intensität miteinander verbunden und werden von ihm, wie auch die Räumlichkeit, unter dem Begriff der leiblichen Ökonomie gefasst.[203] Räumlichkeit versteht Schmitz nicht als geometrische Figur oder ein Koordinatensystem, sondern die Leiblichkeit weist eine eigenartige Räumlichkeit auf, da sich die leiblichen Regungen nicht scharf abgrenzen und lokalisieren lassen.[204] Er unterscheidet mit dem Weiteraum, Richtungsraum und Ortsraum drei Schichten menschlicher Raumerfahrung.[205] Der Raum bzw. die Räumlichkeit darf somit nicht nur als Orientierung an Linien und Flächen verstanden werden, sondern in einem weiteren Sinn wie die Räumlichkeit des Wetters oder der Stille.[206] Räumlichkeit ist die Bedingung für den Leib, für die Ökonomie des Leibes sowie für die Dynamik von Enge und Weite. Die elementarste Kategorie der leiblichen Regungen ist die von Enge und Weite, welche zusammen mit der Richtung das Fundament darstellen.[207]

Enge und Weite sind mittels der Richtung miteinander verbunden. Die Richtung kann aus dem Unbestimmten kommen und wird von Schmitz *abgründig* genannt, da sie den Menschen überfallen und mitreißen kann.[208] Dieses Mitreißen kann durch Gefühle, Stimmungen oder Atmosphären erfolgen, wie im Zusammenhang mit der Gefühlstheorie noch näher ausgeführt wird. Der Mensch strebt das leibliche Richten jedoch auch selbst an, so z. B. durch das Strecken der Glieder, mit dem Schweifen des Blicks in die Ferne oder beim Ausstöhnen.

202 Vgl. Schmitz 1992, 172.

203 Vgl. Uzarewicz/Uzarewicz 2005, 95.

204 Vgl. Schmitz 1992, 15 f.

205 Vgl. Schmitz 1995, 279–285; eine vertiefende Bearbeitung der Schichten der Räumlichkeit im Sinne von Schmitz kann hier nicht geleistet werden.

206 Vgl. Uzarewicz/Uzarewicz 2005, 96–97; vgl. hierzu auch Soentgen 1998, 104 f.

207 Vgl. Schmitz 1992, 12; 45; vgl. Uzarewicz/Uzarewicz 2005, 90 f.

208 Vgl. Uzarewicz/Uzarewicz 2005, 91; vgl. Soentgen 1998, 88; 100.

Spannung und Schwellung im Zusammenhang mit Schmerz

Bei Angst, Schmerz und Schreck überwiegt die Enge. [209] Schmerz ist nach Schmitz ein Konflikt zwischen Enge und Weite. Der Mensch ist trotz Fluchtimpuls in seine Enge zurückgeworfen.[210] Betrachtet man Schmerz als Konflikt zwischen dem Drang (zur Flucht) und einer Hemmung (in der Enge), sind nach Schmitz therapeutische Maßnahmen denkbar, die entweder den Drang abstellen oder die Hemmung überwinden. Er unterscheidet zwei Möglichkeiten:

(a) die *mobilisierende Schmerzersparung*, welche die Hemmung durchbricht und

(b) die *immobilisierende Schmerzersparung*, die den Drang ausschaltet.[211]

Als mobilisierende Schmerzersparung (a) gilt vor allem der Schrei oder das Sich-Luft-Machen als Ersatz für ein Aus-der-Haut-Fahren. Die Stimme gilt als Ersatzbefriedigung des gehemmten Fluchtimpulses.[212] Der Schrei ermöglicht leibphänomenologisch gesprochen durch den Einsatz der Stimme ein In-die-Weite-Gehen. Den Drang zur Flucht (b) auszuschalten läuft über Totstellen, (Tiefen-)Entspannung, Gelassenheit, Hypnose, autogenes Training oder die Gegenwart anderer Personen.[213] Leibphänomenologisch betrachtet ermöglicht die Gegenwart anderer Personen die Chance, im Schmerz von mir wegzukommen. Die Isolation im Schmerz kann durch Berührung oder das Halten der Hand aufgebrochen werden und bietet die Möglichkeit, den Schmerz eine Weile aufzulösen. Der auftretende *Fluchtimpuls* als leibliche Regung aus der Enge ist bei Angst und Schmerz gleich.[214]

Wenn nach Schmitz bei Angst und Schreck die Enge das Überwicht hat, so kann dies auch schon in gedanklichen Zuständen auftreten. Entlastend kann hier eine Weitung sein, indem ich *den Brustkorb anschwellen lasse* oder *die Glieder strecke*. Die Lust hat im Gegensatz zum Schmerz eine spiegelbildliche Struktur; die Schwellung setzt sich hier gegen die Spannung durch.[215] Die Dominanz der Schwellung in Kombination mit der Spannung kennzeichnet

209 Vgl. Schmitz 1992, 144.
210 Vgl. Soentgen 1998, 35.
211 Vgl. Schmitz 1992, 157 f.; vgl. Schmitz 1995, 123; vgl. Soentgen 1998, 36.
212 Vgl. Schmitz 1992, 143.
213 Vgl. Schmitz 1992, 53; 163; vgl. Schmitz 1995, 123 f.; vgl. Soentgen 1998, 36.
214 Vgl. Schmitz 1992, 143 f.
215 Vgl. Soentgen 1998, 36.

das Wesen der Wollust.[216] Diese verortet Schmitz nicht nur in geschlechtlichem Zusammenhang, sondern auch auf das wollüstige Kratzen eines Mückenstiches oder das Recken und Strecken der Glieder am Morgen. Soentgen betont, dass Schmerz und Lust konvertierbar sind.[217]

5.2 Gefühlstheorie

In Schmitz' Werk *System der Philosophie* kommen der *Verkennung des Atmosphärenbegriffs*, der *Missdeutung der Gefühle als private Seelenzustände*[218] und der *Introjektion der Gefühle* eine besondere Bedeutung zu.[219] Gefühle sind für Schmitz ortlos und ergießen sich in unbestimmte Weite.[220]

In seiner Gefühlstheorie wird zwischen dem begegnenden Gefühl und dem affektiven Betroffensein unterschieden. Neben dieser Trennung klassifiziert er die Gefühle wie auch das affektive Betroffensein.[221]

Zu den provokantesten Thesen der Gefühlstheorie nach Schmitz zählt die Räumlichkeit der Gefühle.[222] Hier wirft er die Frage auf, ob Gefühle als räumliche Phänomene diskutiert werden können oder private Bewusstseinszustände sind.[223] Für Schmitz sind es die gefühlshaften Zustände, die räumlich sind. Er strebt die Überwindung der Introjektion der Gefühle an. Die Introjektionshypothese besagt, dass alle Gedanken, Gefühle und Entschlüsse einem innerpsychischen System entspringen.[224] Sie taucht in nahezu allen gängigen psycholo-

216 Vgl. im Folgenden Schmitz 1995, 123 ff.

217 Vgl. Soentgen 1998, 36.

218 Schmitz ist ein Gegner der konventionellen Vorstellung von der Seele. Er schlägt jedoch nicht vor die Seele abzuschaffen, sondern lediglich von der persönlichen Situation zu sprechen (vgl. Soentgen 1998, 144; 177).

219 Die Leibphänomenologie innerhalb des schmitzschen Hauptwerks fokussiert sich in dieser Arbeit gezielt auf die leiblichen Regungen, die leibliche Kommunikation, das Verständnis von Gefühlen und Atmosphären und das affektive Betroffensein.

220 Vgl. im Folgenden Hauskeller 1995, 21.

221 Vgl. Schmitz 1992, 21; vgl. Soentgen 1998, 102–103.

222 Die Räumlichkeitsthese wird auf die Gefühle ausgedehnt: Die sommerliche Mondnacht sowie auch der Zorn werden beispielsweise beide als räumlich gekennzeichnet (vgl. Soentgen 1998, 104–105).

223 Vgl. Schmitz 1992, 109; vgl. Soentgen 1998, 68; 85; 103–105.

224 Vgl. Schmitz 1995, 19; auch Böhme hebt hervor, dass die Projektionsthese eine Introjektion voraussetzt (vgl. Böhme 1995, 30).

gischen Modellen auf, seien sie kognitiver, tiefen- oder sozialpsychologischer Art.[225] Schmitz' phänomenologische Alternative zu dieser psychologischen Projektions-Hypothese lautet: Gefühle sind Atmosphären!

Mit der Abweisung der *Introjektion der Gefühle* stellt er sich gegen die traditionelle Auffassung der Gefühle und deren Verlagerung in das Innere des Menschen. Schmitz geht davon aus, dass Gefühle ursprünglich immer *begegnende Mächte* waren und die Verlagerung in ein hypothetisches Bewusstsein mit der Bezeichnung Innenraum historisch gewachsen ist.[226] Diese Verlagerung in den Innenraum erfüllt nach Schmitz eine rein pragmatische Funktion, insofern sie das Bewusstsein und die personale Emanzipation hervorhebt und zugleich den Menschen vom Diktat der Regungen befreit.[227]

Obwohl er sich gegen die Introjektion[228] ausspricht, haben Gefühle im benannten Sinn eine herausragende Bedeutung für den Menschen. Die Betroffenheit durch das Gefühl macht erst den Glanz und die Wucht in der Welt für uns aus.[229] Gerade Gefühle induzieren den Elan zum Tun, sie statten den Menschen mit neuer Kraft und Urteilsvermögen aus.

Somit ist der Mensch nicht mehr der aktive Verstandesmensch, sondern der passive, der Gefühle erleidet. Schmitz kritisiert, dass die traditionelle Philosophie mit ihrem Dogma von der Autonomie und der Erhabenheit der Vernunft einerseits die Kontrolle über die unwillkürlichen Regungen zur Folge hat und andererseits dazu führt, dass den Menschen nichts mehr ergreift. Er unterstellt dem modernen Menschen neben der Leibvergessenheit auch Affektverlust.[230] Nach Schmitz weiß der Mensch nicht mehr, was er mit seiner triumphierenden Vernunft anfangen soll, da ihm keine Richtung aufgezeigt wird. Es nimmt ihn nichts mehr ganz und unwillkürlich in Anspruch – ausgenommen Launen und Spielereien. „Der Vernünftige empfindet Langeweile und vage Frustration, weil ihm nichts mehr ganz wichtig ist, und vertreibt sich

---

225 Vgl. Josuttis 1993, 268–269.

226 Vgl. Schmitz 1992, 96; vgl. Hauskeller 1995, 21.

227 Vgl. Schmitz 1995, 17–18; vgl. Hauskeller 1995, 21; Josuttis 1993, 268.

228 Schmitz widerlegt die Projektionstheorie mit der Tatsache, dass wir Gefühle ohne subjektives Betroffensein wahrnehmen können (vgl. Fuchs 2000, 80; vgl. Uzarewicz/Uzarewicz 2005, 105; 108).

229 Vgl. im Folgenden Soentgen 1998, 97–100.

230 Ebd., 63.

diese Pein ... durch Rauschgift oder ... durch den Rausch politischer und religiöser Massenbewegungen."[231]

Gefühle sind stattdessen erregende, ergreifende Mächte. Sie kommen über die Menschen und wirken auf sie ein.[232] In diesem Kontext betont er die Passivität der menschlichen Natur und wendet sich gegen die moderne ausschließliche Kultur des Machens. Schmitz unterscheidet zudem in seiner Gefühlstheorie zum einen verschiedene Gefühlsklassen und Gefühlsarten, zum anderen kommt dem Atmosphärenbegriff eine besondere Bedeutung zu.

5.2.1 Gefühlskategorien

Das schmitzsche Kategoriensystem unterscheidet Klassen von Gefühlen: die reinen Stimmungen mit dem Gefühl der Leere und der Zufriedenheit, die Erregungen und die zentrierten Gefühle.[233] Die Erregungen können diffus und auf einen Gegenstand gerichtet sein.[234] Die zentrierten Gefühle zeichnen sich in den meisten Fällen durch einen Verankerungspunkt und Verdichtungsbereich aus. Die Begriffe *Verdichtungsbereich* und *Verankerungspunkt* werden in Anlehnung an die Gestaltpsychologie verwendet und können mit einem Pflanzenblatt bzw. mit der Angst vor dem Zahnarzt leicht exemplifiziert werden. Der Stiel des Blattes steht für den Verankerungspunkt (Aussicht auf Schmerz beim Zahnarzt) und der Umriss des Blattes bildet den Verdichtungsbereich (Furcht vor dem Zahnarzt).[235] Der Verankerungspunkt ist ein einzelner Sachverhalt, an dem das Gefühl hängt. Der Verdichtungsbereich kennzeichnet den Raum, in dem es sich sammelt.[236] Gefühle, die über einen Verankerungspunkt und über Verdichtungsbereich verfügen, werden als zentriert bezeichnet. Sollte sich kein Verdichtungsbereich oder kein Verankerungspunkt zeigen, so liegt kein intentionales Gefühl, sondern nur eine vage Erregung vor.[237]

231 Schmitz 1992 zit. in Soentgen 1998, 98.
232 Vgl. Schmitz 1992, 176; vgl. Soentgen 1998, 84; 109; 177.
233 Vgl. im Folgenden Schmitz 1995, 297.
234 Vgl. Schmitz a. a. O., vgl. Soentgen 1998, 102; vgl. Hauskeller 1995, 27.
235 Vgl. Schmitz 1992, 23; 150–151; vgl. Soentgen 1998, 101–102; vgl. Hauskeller 1995, 28.
236 Vgl. Soentgen 1998, 102.
237 Vgl. Hauskeller 1995, 28.

Die Furcht ruht zwar auf dem Verankerungspunkt, aber in der bedrohlichen Phase (Betreten der Zahnarztpraxis) tritt der Verankerungspunkt hinter den Verdichtungsbereich phänomenal zurück. Es sammeln sich vage Erregungen des Bedrohlichen im Verdichtungsbereich „... dem sie ein feindseliges, aggressives Gepräge aufdrücken." [...] „Diese atmosphärische Furcht wird zur eigenen des Patienten durch die Angst, mit der sie ihn leiblich spürbar ergreift."[238]

Im System der Gefühle gelten Leere und Zufriedenheit als die einfachsten. Diese haben keine andere Struktur als in die Weite gegossen zu sein.[239] Kommt eine Richtung hinzu (z. B. Panik im Theater), so spricht Schmitz von Erregungen.[240] Richtungen können jedoch auch noch differenzierter sein, wie das Beispiel der Sehnsucht zeigt – hier geht es um ein „weg von hier." Diese Erregungen weisen einen Mangel an Richtung auf.[241]

Schmitz unterscheidet in *überpersönliche* Gefühle, die sich weder einem Ort zuweisen lassen, noch einem Subjekt angehören, wie die Sonntagsstimmung oder die Ruhe vor dem Sturm. Die *personengebundenen* Gefühle sind trotz ihrer Personengebundenheit nicht auf ein fiktives Innen beschränkt, sondern auch in die Weite gegossen, so z. B. Kummer oder Missbehagen. Die *religiösen Atmosphären* kennzeichnen die Erfahrungen von göttlicher Gegenwart in der Welt.[242] Zu den Grundzügen der schmitzschen Gefühlstheorie gehört der Begriff der Atmosphären.

---

238 Schmitz 1992, 151.

239 Sie haben keine Gerichtetheit wie z. B. die Freude. Vgl. Schmitz 1995, 297 und Soentgen 1998, 101.

240 Vgl. Hauskeller 1995, 27.

241 Da ihnen die Richtungsquelle fehlt, werden sie von Schmitz als abgründig bezeichnet (vgl. Schmitz 1995, 306; vgl. Soentgen 1998, 101).

242 Vgl. Hauskeller 1995, 21–23.

5.2.2 Atmosphären[243]

Für Schmitz sind alle Gefühle Atmosphären, aber nicht alle Atmosphären Gefühle.[244] Gefühle sind dann als Atmosphären zu verstehen, wenn sie in die Weite ergossen sind.[245] Philosophiegeschichtlich betrachtet, waren Atmosphären dem Bereich des Minderseienden, Flüchtigen, Unbestimmten zuzuordnen.[246] Auf der anderen Seite wird die Bedeutung von Atmosphären (gerade unter der Geburt oder in Gesprächssituationen wie der Seelsorgetheorie) immer wieder betont.[247]

Schon im Alltag kennt man verschiedene Atmosphären: die heitere Atmosphäre eines Festes, die düstere Atmosphäre eines Waldes oder die erotische Atmosphäre eines Menschen. Der Atmosphärenbegriff geht über das meteorologische Verständnis hinaus, da es diese Atmosphären nicht nur in der Natur gibt, sondern auch in Häusern, Städten, Zimmern oder einzelnen Bäumen oder Menschen.[248] Atmosphären zeichnen sich immer durch einen bestimmten Charakter aus, sie sind Gefühlsmächte, die den Menschen ergreifen, umhüllen, anstecken oder umstimmen.[249] Sie sind für Schmitz räumlich ergossene Stimmungen.[250] Da Atmosphären, Stimmungen und Gefühle aus-

243 Der Begriff der Atmosphären hat auch im Bereich der Neuen Ästhetik Bedeutung erlangt. Die Neue Ästhetik versteht sich in Abgrenzung zur Ästhetik nicht als Urteilsästhetik, sondern als sinnliche Erkenntnis. Atmosphären sind der zentrale Erkenntnisgegenstand der Neuen Ästhetik (vgl. Böhme 1995, 34). Im Unterschied zum Ansatz von Schmitz sind nach Böhme die Atmosphären nicht freischwebend, sondern gerade etwas, das von den Dingen, den Menschen oder deren Konstellationen ausgeht und geschaffen wird (vgl. Böhme 1995, 33). Beide Ansätze gehen jedoch von einer leiblichen Kommunikation aus. In den phänomenologischen Traditionen im Anschluss an Merleau-Ponty finden sich Ansätze einer Rehabilitation des Aisthesiskonzeptes und in der Konsequenz muss festgehalten werden, dass, wer mit dem Begriff Aisthesis arbeitet, der „… befindet sich nicht im klassischen Ästhetikdiskurs, sondern im Diskurs mit der Phänomenologie und zu Teilen in dem der philosophischen Anthropologie.“ (Ehrenspeck 1996 oder 1998 [bleibt unklar], zit. in Seelinger 2003, 127). Die Neue Ästhetik kann als Teil der neuen phänomenologischen Anthropologie gelten (vgl. Uzarewicz/Uzarewicz 2005, 103; Hauskeller 1995; Böhme 1995; 2001).

244 Vgl. Hauskeller 1995, 196.

245 Ebd., 21.

246 Vgl. Böhme 1993a, 48.

247 Vgl. Zoege 2004, 275 ff. und Josuttis 1993, 269–273.

248 Vgl. Soentgen 1998, 66; 68.

249 Vgl. Uzarewicz/Uzarewicz 2005, 105–106.

250 Vgl. Soentgen 1998, 66; 110; vgl. Böhme 1995, 29 f.; vgl. Hauskeller 1995, 196.

strahlen, können sie auf uns Menschen übergehen und uns aktiv betroffen machen. Schmitz versteht alle Gefühle als randlos ergossene Atmosphären, die unabhängig vom Menschen und damit eigenständig sind und im Raum existieren.[251] Im Hinblick darauf schreibt er: „Gefühle sind nicht subjektiver als Landstraßen, nur weniger fixierbar."[252] Gefühle werden demnach von Schmitz als von außen kommend erfahren. Die These von der Verallgemeinerung des Atmosphärenbegriffs unterstützt Schmitz durch die Einführung eines eigenen Raumes: dem Gefühlsraum.[253] Er unterscheidet den Ortsraum, von dem die Landkarten und Koordinatensysteme handeln, von dem Gefühlsraum als vereinfachte Schicht der Räumlichkeit und dem Vorkommen von Weite und Richtung. Im Gefühlsraum findet das Betroffenwerden von atmosphärischen Gefühlen statt. Gefühle und Atmosphären schweben nicht im Ortsraum, sondern durchziehen die Weite des Gefühlsraums. Aus diesem brechen sie hervor und kommen über den Menschen. Sie sind nicht als direkte Handlungsmotive zu verstehen, sondern eher als Einflussgröße.[254] Dieser Aspekt ist insofern bedeutsam, weil wir in unseren Alltagstheorien und im klassischen Verständnis davon ausgehen, dass ein Gefühl das ist, was hinter der Tat steht (Mord aus Leidenschaft). Demgegenüber sind Atmosphären und Gefühle Geschehen, bei denen sich nichts ereignet. Sie sind nicht darauf angewiesen, dass jemand sie fühlt.

Atmosphären sind transsubjektive[255] Phänomene, die wir in leiblichen Regungen und im affektiven Betroffensein erfahren.[256] Sie sind autonom gegenüber allen individuellen und kollektiven Bemächtigungstendenzen wie Freude, Verzweiflung oder Liebe. Der Verankerungspunkt für gute oder schlechte Stimmung kann jedoch zeitweise auch in der Person selbst verhaftet sein.[257]

251 Vgl. Soentgen 1998, 66; 84 f.; 109.

252 Schmitz 1964 zit. in Soentgen 1998, 85.

253 Vgl. im Folgenden Soentgen 1998, 87.

254 Vgl. Schmitz 1992, 16–17; vgl. im Folgenden Soentgen 1998, 69 f.

255 Wenn Gefühle transsubjektive Gebilde sind, sie sich also dem direkten menschlichen Zugriff entziehen, wie ist es dann um die ‚Gefühlsarbeit' im therapeutischen Kontext gestellt? Diese Frage kann hier nur aufgeworfen und muss in einem anderen Kontext erörtert werden; vgl. hierzu auch die Ausführungen von Josuttis 1993, 274 ff., der dieses Dilemma aus Sicht der Seelsorge beleuchtet.

256 Vgl. Josuttis 1993, 272–273.

257 Vgl. Uzarewicz/Uzarewicz 2005, 106.

Gerade das Wohnen ist für Schmitz eine Kultur der Atmosphären. Hier bezieht sich Wohnen jedoch nicht auf ein *Dach über dem Kopf*, sondern auch schon auf eine kleine Wohneinheit wie den Sessel, der Umfriedung bietet.[258] Das ist so zu verstehen, dass mein Drinnen von einem Draußen abgegrenzt ist – der bequeme Ohrensessel stützt mich nicht nur, sondern bildet nahezu eine vollständige Umfriedung mit Rückenlehne, Armstütze und Sitzfläche. Hier genießt die Person einen Schutz von allen Seiten, außer nach vorne. Mit Schmitz ist das Wohnen die Kultur der Gefühle im umfriedeten Raum, nicht in erster Linie im ummauerten Raum. Für Soentgen ist das Besondere des schmitzschen Atmosphärenbegriffs, dass er ihn als das Dazwischen im Dasein des modernen Mensch, der an Dingen (die er verzehren, kaufen, verkaufen kann) orientiert ist, bestimmt.[259] Zwischen den Menschen besteht nicht Nichts, sondern es herrschen Atmosphären und diese greifen tief in das Dasein des Menschen ein.[260] Sie sind dominant und können einen ergreifen und affektiv betroffen machen. Wenn Schmitz die Räumlichkeit der Atmosphären betont und sie im Rahmen seiner Gefühlstheorie diskutiert, dann kommt die Bedeutung der Gefühle da zum Tragen, wo sie als ortlos und zugleich räumlich ergossene Atmosphären charakterisiert werden.

Die Annahme, dass Atmosphären räumliche Träger von Stimmungen sind und sich auf Räume, Menschen oder die Natur beziehen, wirkt sich auf das Zusammenwirken von Mensch und Natur aus. Der Mensch steht im Verständnis der leibtheoretischen Richtung nicht in Wechselwirkung mit der Natur oder Umwelt, sondern diese durchdringen einander.[261]

---

258 Vgl. im Folgenden Soentgen 1998, 77 ff.

259 Siehe hierzu auch die Ausführungen von Böhme zur Bedeutung der Dingwelt für den Menschen. Gegenüber der Bevorzugung des Dinghaften entspricht das leibliche Spüren und Dasein natürlich nicht dem menschlichen Bedürfnis nach Dingkategorien (Böhme 1993a, 51).

260 Vgl. im Folgenden Soentgen 1998, 72–73 und 104 ff.

261 Viktor von Weizsäcker betont, dass Lebendiges zu erkennen heißt, sich am Leben zu beteiligen. Die menschliche Beziehung zur Natur ist wesentlich in seiner Leiblichkeit begründet (vgl. Fuchs 2000, 20). Vgl. auch Uzarewicz/Uzarewicz 2005, 178 und Böhme 1993a, 56.

5.3 Affektives Betroffensein

Das affektive Betroffensein ist ein Phänomen, dass sowohl von leiblichen Regungen als auch von Gefühlen einschließlich der Atmosphären ausgelöst werden kann.[262] Leibliche Regungen sind örtlich am Leib begrenzt lokalisiert und betreffen in Abgrenzung zu den Gefühlen nur das Subjekt. Eine zentrale Stellung nimmt im Zusammenhang mit affektiver Betroffenheit der Atmosphärenbegriff ein. Für Schmitz ist Atmosphäre der übergeordnete Gattungsbegriff, da alle Gefühle Atmosphären sind, in die man hineingeraten kann wie in einen Sturm. Da Atmosphären objektiv da sind, ist das Atmosphärische keine (denk-) notwendige Bestimmung menschlichen Daseins, sondern ein Quasi-Ding, dem man begegnen kann.[263] Dieses Moment bezeichnet Schmitz als affektives Betroffensein oder als Ergriffenheit.[264] Die Mensch-Atmosphären-Beziehung ist also von einem spannungsreichen, dialogisch-dynamischen Charakter geprägt. Das in die Ökonomie meines Leibes eingreifende affektive Betroffensein macht nach Hauskeller ein erlebtes Gefühl erst zu dem meinen.[265]

In Abgrenzung zu den leiblichen Regungen ist das affektive Betroffensein eine dramatische Ergriffenheit, der nach anfänglicher Überwältigung die Chance zwischen Hingabe und Widerstand folgt.[266] An dieser Stelle kommen vier Dimensionen zum Tragen: Hingabe und Widerstand wie auch Lust und Unlust. [267]

Die antagonistischen Tendenzen der leiblichen Regungen verfügen über eine eigene Dynamik und führen zu leiblichem Betroffensein.[268] Affektives Betroffensein ist immer intentional, da sich die Betroffenheit immer auf etwas

262 Vgl. im Folgenden Uzarewicz/Uzarewicz 2005, 113 und Hauskeller 1995, 195–196.

263 In Abgrenzung zu Schmitz macht bei Hauskeller das Atmosphärische die Form der Begegnung selbst aus (vgl. Hauskeller 1995, 196).

264 Vgl. Soentgen 1998, 74; 109; vgl. Böhme 1995, 30; vgl. Hauskeller 1995, 196.

265 Vgl. Hauskeller 1995, 23.

266 Vgl. Schmitz 1992, 169.

267 Die Dimension von Hingabe und Widerstand hält Schmitz für vorrangig vor Lust und Unlust. Lust bezieht sich darauf, dass die Person die von der Atmosphäre leiblich betroffen ist gefördert wird. Unlust hingegen darauf, dass die Person die von der Atmosphäre leiblich betroffen ist geschädigt wird (vgl. zu diesem Komplex Soentgen 1998, 74, 87).

268 So spricht Schmitz von der Defäkation als einem sich täglich abspielenden Drama (vgl. Schmitz 1995, 132–135).

bezieht.[269] Obwohl Gefühle von außen stammen und sie als von außen kommend erfahren werden, widerfahren sie dem Menschen. Wie kommt es, dass er von einem Gefühl ergriffen wird? Unser Leib ist in die atmosphärischen Bestandteile der Umgebung eingebettet. Die Atmosphären sind als ortlos ergossene Gefühlsmächte eine gemeinsame Wirklichkeit zwischen Wahrnehmendem und Wahrgenommenem.[270] Nach Schmitz sind die Wahrnehmung und die Ergriffenheit des Gefühls zwei unterschiedliche Aspekte.[271] Ihre Subjektivität entsteht erst durch das leibliche Betroffensein.[272] Dies bedeutet, dass, obwohl Gefühle im Verständnis von Schmitz objektiv sind, sie dennoch affektives Betroffensein auslösen können, denn erst durch leibliches Betroffensein werden sie subjektiv.[273]

Wenn die Beziehung zwischen Atmosphären und dem Menschen durch ein affektives Betroffensein gekennzeichnet sein kann, so ist der Mensch jedoch den Atmosphären nicht hilflos ausgeliefert.[274] Er kann sich zur Wehr setzen und seine Souveränität wahren oder sich von der Atmosphäre überwältigten lassen.

Ein Gefühl ergreift zwar durch leibliche Regungen einen Menschen und macht ihn affektiv betroffen, aber dennoch ist dieses Gefühl keine leibliche Regung. Das Gefühl ergreift als atmosphärische Macht den Leib.[275] Schmitz erklärt in diesem Zusammenhang, dass gerade Gebärden der Betroffenen eindeutig sind, beispielsweise das Zusammengesunkensein Trauernder. Der Mitleidende muss hingegen erfragen, wie er sich verhalten soll.

Für Schmitz stellt das affektive Betroffensein den Kern der Subjektivität dar. Unser von Atmosphären und leiblichen Regungen affiziertes affektive Betroffensein hat einen bipolaren korrespondierenden Charakter.[276] Gefühle ergießen sich atmosphärisch in unbestimmter Weise, und wir können uns einem Gefühl öffnen oder verschließen. Die Gefühle müssen den Menschen nicht zwingend betreffen. Leibliche Regungen führen demgegenüber unweigerlich

269 Vgl. im Folgenden Uzarewicz/Uzarewicz 2005, 104–116.
270 Vgl. hierzu auch die Ausführungen von Fuchs 2008, 264.
271 Vgl. Schmitz 1995, 302–303.
272 Vgl. Fuchs 2000, 80–81.
273 Vgl. Fuchs 2000, 84; vgl. Soentgen 1998 54–55; 109; vgl. Uzarewicz/Uzarewicz 2005.
274 Vgl. Soentgen 1998, 73–74; 87–88.
275 Vgl. im Folgenden Schmitz 1995, 304–305.
276 Vgl. im Folgenden Fuchs 2000, 80.

zu affektivem Betroffensein, da der Betroffene sich von ihnen nicht distanzieren kann. Unser Selbstbewusstsein kann sich nur auf der Grundlage des leiblichen Spürens und sich Bewegens entwickeln. Vor diesem Hintergrund erhält das affektive Erleben eine anthropologische und eine erkenntnistheoretische Konstante, da sich das Subjekt erst über den Leib ausbildet und das affektive Erleben uns wirklich etwas angeht und uns berührt.[277]

Tatsachen sind nicht deshalb subjektiv, weil eine Person sie besonders gut kennt, sondern weil nur diese sie aussagen kann und affektiv betroffen ist.[278] Dies bedeutet, dass subjektive Tatsachen wahr ausgesagte Sachverhalte (*Ich bin traurig) sind* und höchstens von einem Menschen (*Bewußthaber*) und auch nur in seinem Namen ausgesagt werden können.[279] Leibliches Betroffensein ist elementar. Anhand des Krankheitsbildes der Depression erläutert Schmitz, wie Gefühle den Menschen nicht mehr berühren, oder anders formuliert, wie Ergriffenheit von Atmosphären in leiblichem Betroffensein nicht mehr möglich ist, weil die leibliche Ökonomie nicht (mehr) aufgeschlossen und resonanzfähig ist.[280] „Subjektivität ist nicht eine Eigenschaft von Subjekten, Eigenschaften oder Zuständen von Subjekten, sondern eine Eigenschaft von Tatsachen."[281]

In diesem Kontext muss aber auch betont werden: „Die subjektive Perspektive sollte sich der Auseinandersetzung mit anderen und der Kontrolle durch andere stellen, um nicht immer verstiegener und weltfremder zu werden. Wer sich der kritischen Auseinandersetzung mit anderen nicht stellt und sich von ihnen nicht belehren lassen will, der weiß nie, ob das, was er als Phänomen heraus präpariert hat, auch andere betrifft oder nur ein persönlicher Spleen und eine eigensinnige Marotte ist."[282]

Der Objektivismusanspruch der Wissenschaften scheint zurzeit mit solchem Denken noch unvereinbar. Dennoch tritt gerade hier das innovative Potenzial von Schmitz zu Tage. Zum einen kommt es, wie dargelegt, durch die

277 Vgl. Uzarewicz/Uzarewicz 2005, 69; vgl. Soentgen 1998, 179; siehe in diesem Zusammenhang auch die Ausführungen von Fuchs zur modernen Säuglingsforschung (vgl. Fuchs 2000, 52; 114; 134; 275).

278 Vgl. im Folgenden Schmitz 1992, 35.

279 Siehe auch Schmitz' Ausführungen zu „Das Ich ist traurig" – in Anlehnung an Freud (vgl. Schmitz 1992, 36). Schmitz spricht ausdrücklich von dem Bewusst-*haber* und dem Bewusst-*haben* in Abgrenzung zum Bewusst-*sein* (vgl. Schmitz 1992, 32; 34; 37; 79).

280 Vgl. Schmitz 1995, 128.

281 Schmitz 1992, 107.

282 Uzarewicz/Uzarewicz 2005, 85.

subjektiven Tatsachen und unser affektives Betroffensein zu Bewusstsein. Im schmitzschen Verständnis haben die subjektiven gegenüber den objektiven Tatsachen zum anderen aber ein bedeutenderes Gewicht, da sie die „... Lebendigkeit des blutvoll und dringlich Wirklichen ..." haben.[283] Unser menschliches Wesen ist im Wesentlichen leiblich, d. h. dass das Handeln des Menschen zwar häufig mit Verstand und Vernunft in Verbindung gebracht wird und das Leiden mit Gefühlen, obwohl den Menschen, wie dargelegt, in erster Linie affektives Betroffensein auszeichnet. Diese Philosophie versteht sich nicht als Königsdisziplin und auch nicht als esoterisches Selbstgespräch.[284] Schmitz selbst definiert seine Philosophie als ein „... Sichbesinnen des Menschen auf sein Sichfinden in seiner Umgebung ..."[285] Die Neue Phänomenologie erkennt auch die Erkenntnisse anderer Wissenschaften an.[286] Gleichzeitig ist sie aber darum bemüht, den gespürten Leib, die leibliche Kommunikation, die Gefühle als Atmosphären und die subjektiven Tatsachen des affektiven Betroffenseins wieder zugänglich zu machen.

5.4 Leibliche Kommunikation

Leibliche Kommunikation bedeutet für Schmitz, dass jemand von etwas in einer für ihn leiblich spürbaren Weise so betroffen ist, dass er in ihren Bann gerät. Dieses in Bann geraten kann durch leibliche Regungen oder Gefühle ausgelöst werden. Der Mensch ist dann mindestens versucht, sich danach zu richten.[287] Unsere Leiblichkeit ist durch eine Polarität von Enge und Weite geprägt. Innerhalb dieser Polaritäten findet leibliche Kommunikation statt deren Dynamik das affektive Betroffensein ausmacht.[288] Die Teilhabe an der Leiblichkeit anderer geschieht über leibliche Kommunikation.[289]

283 Schmitz 1995, 7.

284 Vgl. Uzarewicz/Uzarewicz 2005, 85.

285 Schmitz 1995, 3.

286 Methodisch wird nicht der gefühlte Leib zugunsten eines objektivierbaren Körpers ausgeklammert. Nach der Neuen Phänomenologie wird als Wirklichkeit anerkannt, was sich unabweisbar in der Erfahrung aufdrängt (vgl. Böhme 1995, Fuchs 2000). Als Begründer gilt Hermann Schmitz (vgl. Soentgen 1998).

287 Vgl. Uzarewicz 2005a, 2; vgl. Uzarewicz/Uzarewicz 2005, 145.

288 Vgl. Fuchs 2000, 73; 81; vgl. Uzarewicz/Uzarewicz 2005, 84.

289 Vgl. Schmitz 1992, 13.

Für Schmitz sind der Blick, die Stimme und der Händedruck Kanäle, über die leibliche Kommunikation in Gang kommt.[290] Will man die Kanäle leiblicher Kommunikation nutzen, so kann mit Musik, Massage oder mit einem freundlichen bzw. warmen Blick in die leibliche Ökonomie eingegriffen werden. Zur leiblichen Kommunikation gehören die Einleibung und die Ausleibung.

Einleibung

Unter Einleibung als wichtigster Typ der leiblichen Kommunikation versteht man, dass Gegenstände oder Personen, die nicht zum eigenen Leib gehören, in das Befinden eingreifen und es zur Bildung eines übergreifenden Quasi-Leibes kommt.[291]

Mit dem Alphabet der Leiblichkeit befinden wir uns in unserem Leib vorherrschend in einem Gefühl der Enge (im Leib verhaftet) und streben nach der Weite (bspw. das Schweifen des Blickes bei Ermüdung). Bei der Einleibung entsteht aufgrund der Enge des Leibes ein sich bildendes übergreifendes leibliches Gefüge.[292] Einleibung realisiert sich zum Beispiel durch einen gemeinsamen Rhythmus (Klatschen) oder durch eine gemeinsame Richtung (Einkaufsstrassen). Schmitz unterscheidet die antagonistische Einleibung von der wechselseitigen und solidarischen Einleibung. Bei der antagonistischen Einleibung dominiert ein Partner; die solidarische Einleibung kommt ganz ohne Dominanz und Unterwerfung aus. Die wechselseitige Einleibung ist durch eine labile bzw. oszillierende Dominanz gekennzeichnet. Ein Beispiel für wechselseitige Einleibung findet sich zwischen Reiter und Pferd und für solidarische Einleibung beim Singen im Chor oder auch beim gemeinsamen Rudern. Die wechselseitige Einleibung verkörpert die Basis der Sozialkontakte unter Menschen, aber auch zwischen Menschen und Tieren. Übergreifende Leiber sind nicht auf zwei Menschen beschränkt, sondern können sich auch auf Massen beziehen.

Einleibung kann wie folgt charakterisiert werden:

— Sie bezieht sich auf einen oder mehrere Menschen oder auch Dinge.

— Sie ist einseitig, wechselseitig oder solidarisch.

---

290 Vgl. im Folgenden Uzarewicz/Uzarewicz 2005, 150–151 und Soentgen 1998, 37–38.

291 Vgl. Schmitz 1992, 55 f.; vgl. Soentgen 1998, 39; vgl. Uzarewicz/Uzarewicz 2005, 152.

292 Vgl. etwa Uzarewicz/Uzarewicz 2005, 152 und Schmitz 1992, 56.

Man kann die antagonistische Einleibung (u. a. beim Ringkampf) deutlich von der solidarischen Einleibung (das Hand-in-Hand-Arbeiten) unterscheiden. Zur Einleibung gehört immer die *Zusammenfassung* auf ein Thema.

Ausleibung

Die *Zusammenfassung* auf ein Thema fehlt bei der leiblichen Kommunikation der Ausleibung.[293] Hier steht die leibliche Kommunikation für Ausströmen, Versinken und Sich-Verlieren im Vordergrund. Es kommt zu einem grenzenlosen Fallen aus der Enge in die Weite.[294] Als Beispiel führt Schmitz die Trance an, in die ein Autofahrer während der Fahrt fallen kann. Der Säugling befindet sich einerseits zwischen Dösen (entgleitendem Dahinleben) und andererseits primitiver Gegenwart. Fuchs legt in diesem Zusammenhang dar, wie der Säugling am Widerstand schrittweise Selbst und Nichtselbst erkennt.[295]

Wenn das Wegsein im Schreck als Enge-Pol der leiblichen Kommunikation verstanden werden kann, dann steht die Ausleibung für den Weite-Pol (wie z. B. beim Schlafen oder Dösen). Innerhalb der Leibphilosophie sind die unwillkürlichen Lebenserfahrungen der Untersuchungsgegenstand. Hierzu zählen, wie bisher aufgezeigt, u. a. der gespürte Leib, die subjektiven Tatsachen des affektiven Betroffenseins, die leibliche Kommunikation und die Gefühle als Atmosphären. Es wurde umfassend dargelegt, dass das Proprium der Leibphilosophie der Gedanke ist, dass Subjektivität aus leiblicher Betroffenheit entsteht. Folglich werden bei dem vorliegenden Ansatz die unwillkürlichen Lebenserfahrungen (der Gebärenden) in den Fokus gestellt.[296]

Im folgenden Abschnitt wird die leibtheoretische Perspektive auf das Hebammenwesen übertragen.

293 Vgl. Schmitz 2007, 151 f.

294 Vgl. im Folgenden Schmitz 1995, 151–153.

295 Vgl. Fuchs 2000, 114.

296 Vgl. Uzarewicz/Uzarewicz 2005, 84; vgl. Soentgen 1998, 17 f.; 109; ein konträrer Ansatz findet sich u. a. bei Wienbruch, wo der Ausgangspunkt das bewusste Erleben ist. Körper, Organismus und Leib werden hier nicht unterschieden, die naturwissenschaftliche *Untersuchbarkeit* wird betont und die Zugehörigkeit von Organen zum Leib herausgestellt (vgl. Wienbruch 1993, 79–83). In seinen Ausführungen zum ärztlichen Handeln wird die Rolle des Arztes klar als Mängelbeseitigung charakterisiert (vgl. Wienbruch 2000, 70).

6 Das Hebammenwesen aus leibtheoretischer Perspektive

Für den geburtshilflichen Kontext werden bestimmte Sachverhalte konstatiert: In der Fachliteratur wird betont, dass der Prozess der Geburt hochsensibel auf die Geburtsumgebung und den zwischenmenschlichen Umgang reagiert.[297] Weiterhin kommt man innerhalb des Hebammenwesens immer wieder darauf zurück, dass Hebammen sich durch eine bestimmte Art des Handelns auszeichnen und dass sie *andere Anwendungen* als die medizinisch-technischen in den Vordergrund stellen.[298] Analysiert man die gegenwärtig diskutierten therapeutischen Maßnahmen wie Haptonomie oder Feldenkrais-Methode, so fällt auf, dass in deren Fokus etwas *nicht* Messbares steht.[299] Betrachtet man jede dieser Therapien aus der Perspektive des vor-sinnlichen Spürens, bekommen sie aber eine neue und andere Bedeutung. Leibliche Phänomene werden im geburtshilflichen Kontext sowohl für den Bereich der gebärenden Frauen als auch für die Hebammen immer wieder benannt und in der Literatur auch beschrieben, ohne dass jedoch Bezug auf den leibtheoretischen Ansatz genommen würde. Die Autoren halten bestimmte Phänomene wie das der

297 Vgl. Sayn-Wittgenstein 2007, 37.

298 Vgl. Zoege 2004; vgl. Sayn-Wittgenstein 2007.

299 Die derzeit im Hebammenwesen angewendeten therapeutischen Maßnahmen reichen von Fußreflexzonentherapie bis hin zu Wasser-Shiatsu und zeichnen sich durch Unübersichtlichkeit aus. Die Haptonomie als Lehre der Berührung geht auf den Niederländer Frans Veldman zurück. Während der Schwangerschaft und bei der Geburtsbegleitung wird durch Berührung eine Kontaktaufnahme mit dem Ungeborenen erzielt und eine Bindung zwischen den Eltern und dem Kind gefördert (Schwitzke 1995; Veldman 1986). Die Feldenkrais-Methode hingegen geht auf den Weißrussen Moshé Feldenkrais (1904–1984) zurück. Der Physiker untersuchte die Zusammenhänge zwischen Bewegung, Wahrnehmung, Denken und Fühlen und entwickelte aus den vorhandenen Wechselwirkungen ein Verfahren, das auf der natürlichen Lernfähigkeit des menschlichen Nervensystems basiert. Die Fähigkeit des Nervensystems, neue Verknüpfungen im Gehirn aufzubauen, ist elementarer Bestandteil jeder echten Verknüpfung. Daraus ergeben sich breit gefächerte Anwendungsmöglichkeiten der Feldenkrais-Methode. Ziel ist es, die Elemente Bewegung, Sinnesempfindung, Gefühl und Denken über das Element Bewegung zu verändern und zu entwickeln (Feldenkrais 1968).

Atmosphäre für bedeutsam, sparen einen theoretischen Hintergrund jedoch aus. So heißt es etwa, dass es die Aufgabe der Hebamme sei, während der Geburt „… nach dem Rhythmus und den Bedürfnissen der Frau eine Atmosphäre der Ruhe und Sicherheit zu schaffen…“[300] Nur über diese Atmosphäre wird der Frau die benötigte Sicherheit [Umfriedung! S. D.] vermittelt ihren Weg zu finden, weiterzugehen, „… sich selbst ‚zu verlieren‘ und dem Körper die Kontrolle zu überlassen.“[301] In dem wegweisenden Werk *Geburtshilfe neu denken* wird hauptsächlich darauf verwiesen, dass Hebammen einen anderen Zugang wählen.[302] Es bleibt jedoch offen, ob der mit partnerschaftlich, salutogenetisch, ressourcenorientiert oder psychosomatisch umschriebene Ansatz trägt.[303] Auch wenn die Autoren sich nicht auf die Leibtheorie beziehen, so scheinen die vorliegenden Ansätze doch kongruent mit der leibphänomenologischen Betrachtung zu sein. Daher sollen nun in einem abschließenden Schritt alltägliche Kernsituationen ebenso wie eine Fallvignette mit dem leibphänomenologischen Ansatz konfrontiert werden.[304] Dieses Vorgehen stellt für den Bereich des Hebammenwesens ein Novum dar.

Methodischer Hintergrund

Der leibphänomenologische Ansatz wird also als Versuch verstanden, so viel wie möglich zu beschreiben.[305] Das Phänomen stellt dabei einen Sachverhalt dar, dem sich die Betreffende durch leibliche Betroffenheit nicht entziehen kann, der daher im Kern subjektiv bleibt und auf die unbedingt-endgültige Erkenntnis verzichtet. Dies bedeutet auch, es gibt keine Gewähr, nur die Hoff-

---

300 Sayn-Wittgenstein 2007, 46.

301 Anderson 2000 und Berg et al. 1996, zit. in Sayn-Wittgenstein 2007, 46.

302 Das aktuelle Werk ist ein Situationsbericht zum Hebammenwesen in Deutschland; vgl. Sayn-Wittgenstein 2007.

303 Die erwähnten Betreuungsansätze werden postuliert bzw. normativ gesetzt, jedoch nicht wissenschaftlich belegt (siehe hierzu Sayn-Wittgenstein 2007, 17). Die Autorin beklagt an anderer Stelle, dass das Hebammenwesen auf wenigen theoriegeleiteten Ansätzen basiert und nennt als Ursache hierfür den marginal entwickelten Forschungsbereich (vgl. Sayn-Wittgenstein 2007, 35). Die konsequente Nennung von partnerschaftlichem Umgang oder Empathie auf Seiten der Hebammen darf also nicht darüber hinwegtäuschen, dass die Aufarbeitung in Form von theoretischer Fundierung bisher nicht in Betracht gezogen wurde.

304 Die Darlegung und Überprüfung am Allgemeinen, wie etwa Befunderhebung oder Geburtschmerz und die Darlegung und Überprüfung am Konkreten.

305 Vgl. Soentgen 1998, 53.

nung, sich mit anderen über ein Phänomen zu verständigen.[306] Leibphänomenologie braucht einen gewandelten Charakter des Denkens oder, wie Seelinger es bezeichnet, ein Denken in Konstellationen, das nicht nach einem empirischen Faktum oder einer punktuellen Auffassung verlangt, sondern ein „… Sich-Herantasten, Sich-Anschmiegen, … ein Mitgehen und mimetisches Eingehen …", um das Nicht-Identische erfahrbar zu machen.[307] Somit bildet das mimetische Vermögen eine Brücke zwischen Innen und Außen, zwischen Subjekt und Objekt, zwischen Leiblichkeit und Abstraktion, zwischen Körper und Geist. Im Zentrum steht der Bezug zum Anderen: Dieser oder dieses soll erschlossen, aber nicht einverleibt werden.[308] Die philosophische Ausrichtung stellt die Folie dar, auf der das Feld der Erscheinungswirklichkeit im Bereich des Hebammenwesens rehabilitiert und der Status gegenüber möglichen Abwertungen (aus dem Bereich der Naturwissenschaften) als bloße Erscheinung verteidigt wird.[309]

Vorbemerkung

Aufgrund der anthropologischen Grundkonstellation gibt es zwischen Menschen ein entschiedenes gegenseitiges Verständnis füreinander. Daher können die Ausführungen als weitestgehend kulturunabhängig betrachtet werden.[310] Die nachfolgenden geburtshilflichen Ausführungen stammen ausschließlich von der Autorin. Dennoch habe ich, wo es erforderlich erschien, für die theoretische Fundierung weiterhin Quellenangaben aufgeführt.[311]

---

306 Vgl. Uzarewicz/Uzarewicz 2005, 86–87; vgl. Soentgen 1998, 52–53.

307 Seelinger 2003, 20. Mimetisches Vermögen wird hier als ‚mit dem Anderen in der Form der Nachahmung in Fühlung zu treten' verstanden: Um Nähe zu gewinnen und ohne die Unterschiedlichkeit zu negieren (vgl. Seelinger 2003, 49). Es geht jedoch auch darum, aus dem eigenen Identitätspanzer herauszutreten.

308 Vgl. Seelinger 2003, 49.

309 In Abgrenzung zur Realität; Realität = nur dinglich; Wirklichkeit = Wahrnehmung von Atmosphären (siehe hierzu Böhme 2001, 177).

310 Vgl. Uzarewicz 2005a, 2.

311 Schmitz hat, soweit es mir bekannt ist, ausschließlich auf die Ergebnisse von Dick-Read (1953) im Zusammenhang mit Schmerz und natürlicher Geburt verwiesen. Vgl. Schmitz 1992, 160.

6.1 Beschreibung und Analyse von Kernsituationen und Phänomenen im geburtshilflichen Kontext

Atmosphären existieren eigenständig im Raum und auch leibliche Kommunikation findet permanent statt. Welcher Zusammenhang besteht nun zwischen leiblicher Kommunikation, Atmosphären und geburtshilflichem Kontext?

Hierzu werden alltägliche geburtshilfliche Phänomene anhand von zwölf Kernsituationen aufgegriffen und beschrieben. Der Blickwinkel richtet sich dabei auf den Konnex zwischen Leibphänomenologie und geburtshilflichem Geschehen. In die Darstellung fließen situative Umstände der Gebärenden und der Hebamme mit ein. Im Anschluss daran erfolgt die Analyse aus leibphänomenologischer Perspektive. Hiermit soll verdeutlicht werden, wie die Arbeit im Hebammenwesen leiborientiert fundiert werden kann.

6.1.1 Medizinische Befunde und gespürter Leib

Schwangere Frauen berichten bei den ersten Kontakten mit ihrer Hebamme anfänglich über Befunde wie Hb, Cervixlänge, Muttermund oder CTG. Die Schilderungen der Schwangeren drücken den enormen Bedeutungsgehalt, den diese neu gewonnen Parameter erhalten haben, aus. Die Ausführungen werden immer wieder mit der Frage an die Hebamme verknüpft: Ist das normal? Es ist beobachtbar, wie vonseiten der Frauen der Versuch gestartet wird, medizinische Parameter und ihre leiblichen Regungen rational zu beleuchten.

Hebammen ermutigen dagegen die Frauen bei Kontakten in der Schwangerschaft immer wieder, ein inneres Gespür für die eigenen leiblichen Regungen zu entwickeln und zuzulassen. Dieses eigenleibliche Spüren wird durch gezieltes Nachfragen der Hebamme gefördert. Erst im späteren Betreuungsverlauf schildern die Frauen, was sie spüren. So lassen sich Hebammen zum Beispiel bei Schwangerschaftsbeschwerden erklären, wo die Frau den Schmerz oder das Ziehen verspürt und wie es sich anfühlt. Die Schwangere beginnt dann in ihrer Sprache, ihren Empfindungen, ihrem leiblichen Spüren in Form von stechend, drückend, auseinanderreißend, dumpf oder hell Ausdruck zu verleihen. Viele dieser sprachlichen Ausdrucksformen lassen sich im Leiblichkeitsalphabet wiederfinden bzw. darin einordnen.

Hebammen beschäftigen sich mit den eigenleiblichen Regungen der Frauen in Form von Übelkeit und Ekelgefühlen.[312] Nicht aus der Perspektive eines Mangel heraus, mit dem Ziel den Körper zur Veredelung zu bringen, wird ausgeglichen (Infusionstherapie), sondern das Spüren der Frau aus leiblicher Perspektive, ihr Empfinden, steht im Zentrum. Weiterhin versuchen Hebammen ein Gespür für und das Selbstvertrauen in den eigenen Leib der Frau zu stärken. So werden Schwangere von ihrer Hebamme beispielsweise dazu aufgefordert, ihre Wehen als besorgniserregend oder den Umständen entsprechend normal einzuschätzen, und zwar losgelöst von medizinischer Befunderhebung.

Die Hebammen signalisieren durch ihr Nachfragen, dass sie nicht nur an den leiblichen Regungen der Frauen interessiert sind, sondern diesen auch eine besondere Bedeutung beimessen. Ferner wird mittels imaginativer Verfahren wie zum Beispiel einer „Reise durch den Körper“ schon in Geburtsvorbereitungskursen präpartal eingeübt, das eigenleibliche Spüren zu verbessern und die Bildung verschiedener Leibesinseln, insbesondere in der Region des Beckens und Damms, zu fördern.[313] Unter der Geburt kann hierauf zurückgegriffen werden. Eine Vertiefung des eigenleiblichen Spürens wird in der Schwangerschaft neben der *Körperarbeit* durch die Atmung erreicht. Im Kreißsaal lernt die Gebärende die Hebamme über taktile Kommunikation und Berührung kennen, und die Frau erhält die Möglichkeit, sich mit einigen Wesenszügen der Hebamme vertraut zu machen. Gleichzeitig kommt es hie-

312 Vgl. Lippens 1992; vgl. Stadelmann 1997.

313 Vgl. Lippens 2003; 1992. Es wird zwar seit Jahren in den Konzepten für Geburtsvorbereitungskurse die Leibbetonung implizit hervorgehoben, jedoch nicht mit einem theoretischen Hintergrund belegt. Auch sprachlich wird ausschließlich vom Körper gesprochen: “Ziel der Körperschulung”, “Entwicklung des Körpergefühls” (Baum-Sonnenschmidt 1988, 21; 46); „Atmung im Einklang mit dem Körper“ (Wilberg/Hujber 1991, 117); „Körperliche Entspannung“ (Blume 1982, 205) usw. So benutzt zum Beispiel Lippens auf der sprachlichen Ebene den Begriff des Körpers und spricht von Körperarbeit oder Körperwahrnehmung, meint jedoch in ihren inhaltlichen Ausführungen, wie zahlreiche andere Autorinnen auch, das theoretische Konzept des Leibes („Ich habe festgestellt, daß es besondere Vorteile mit sich bringt, ein Gefühl für die Wahrnehmung des Beckenbereichs … zu entwickeln“); vgl. Kitzinger 1980, 217. Auch Blume benützt konsequent den Begriff des Körpers, betont aber, dass die Empfindungen der Frauen und des Paares ernst genommen werden müssen oder sich innerhalb der Schwangerschaft auch die seelische Verfassung ändert. Hingegen taucht der Begriff des Leibes durchgehend bei der Verwendung des Wortes Mutterleib auf.

rüber zur Eingliederung in den eigenen Leib.[314] Neben der klassischen Befunderhebung und Berührung der Frau können auch die subjektiven Tatsachen mit einbezogen werden. Gleiches zeigt sich bei den leopoldschen Handgriffen. Leiblich gesprochen stellen Hebammen bei der Anwendung dieser Handgriffe neben dem Tasten und der Befunderhebung auch das leibliche Spüren in den Vordergrund. Dies wird zum Beispiel dadurch sichtbar, dass sich Hebammen immer wieder über das leibliche Spüren austauschen, das als bipolar gekennzeichnet werden kann: Hebammen sprechen bei der Übergabe sowohl von ihrem Spüren als auch von dem Spüren der Gebärenden.

Die Befunderhebung bezogen auf die Muttermundsweite, Fruchtblase, vorangehender Teil und Beckenbeschaffenheit ist das Ziel bei der vaginalen Untersuchung (VU) der Frau. Diese Untersuchung kann in klassischer Steinschnittlage oder aber auch auf einer Liege oder einem Sofa durchgeführt werden. Es ist denkbar, die Kreißsaaltür hierbei geschlossen oder offen zu halten und mit oder ohne Beobachter die VU durchzuführen. Es gibt VU, die als leicht empfunden werden, andere wiederum verlaufen für die Frau sehr schmerzhaft. Wenn Hebammen die subjektiven Tatsachen der Frau in ihre Befunderhebung mit einbeziehen, so nehmen sie bei der VU die vaginale *Öffnung* nicht nur als Öffnung und die Finger nicht nur als Verlängerung der Augen wahr. Sie versuchen die Gefühlslage der Frau zu berücksichtigen, ihre Möglichkeit, sich in diesem Augenblick fallen zu lassen und zu erahnen, was sie spürt oder was ihr evtl. Schmerzen bereitet.[315] Leiblich gesprochen wird vonseiten der Hebamme versucht, sich auf die Leiblichkeit der Frau und ihre subjektiven Tatsachen einzulassen und diese zu berücksichtigen.

Unter der Geburt versuchen Hebammen durch Anwendungen wie kalte und warme Reize, dem Einsatz des Gymnastikballs, Handauflegen oder wärmende Decken das Spüren des Leibes weiterhin zu fördern.

6.1.2 Sanfte Geburt und Atmosphäre

Die Atmosphäre des Kreißsaals widerspricht dem, was diese Räumlichkeit für den Gebärprozess eigentlich bieten müsste, denn gerade zum Gebären ist

314 Vgl. Hauskeller 1995, 159–161.

315 Es spricht für den Einbezug der subjektiven Tatsachen, wenn Hebammen sich Gedanken darüber machen, ob die Frau während der VU angenehm liegt und aufgrund dessen die Möglichkeit erhält, sich fallen zu lassen.

eine Kultur der Gefühle im umfriedeten Raum erforderlich.[316] Der Kreißsaal als (halb-)öffentlicher Raum kann diesen umfriedeten Raum nicht hergeben. Daher nutzt das Personal im Kreißsaal die Möglichkeit, die Gebärende von festen Bezugspersonen betreuen zu lassen. Ferner findet der Einbezug des Partners statt, denn besonders mit seiner Hilfe unter und auch nach der Geburt lässt sich eine Umfriedung schaffen. Beispielhaft kann hier die Hockergeburt genannt werden, bei welcher der Partner im Rücken der Gebärenden zu sitzen kommt, oder wenn er nach der Geburt im breiten Kreißbett im Rücken seiner stillenden Frau liegt. Gerade das breite Kreißbett fördert den Aspekt der leiblichen Kommunikation.

Es wird darauf geachtet, dass der Kreißsaal aus einem geschlossenen Raum besteht und die Türen daher geschlossen gehalten werden können.[317] In Geburtsvorbereitungskursen wird darauf hingewiesen, dass die Frau zur Geburt bequeme Kleidung mitbringt, in der sie sich betont wohlfühlt. Hiermit fördern die Hebammen im Hinblick auf die Leiblichkeit die Umfriedung der Frau unter der Geburt und akzeptieren, dass der Mensch bestrebt ist, sich einen umfriedeten Raum zu schaffen. Auch im Kreißsaal – wie beim Wohnen – hat man es mit einer Kultur der Atmosphären zu tun. Es besteht die Möglichkeit, das (intime) Drinnen von einem (feindlichen) Draußen abzugrenzen. Daher hat sich in manchen Kliniken ein bestimmtes Vorgehen zur *sanften* Geburtshilfe in Anlehnung an Leboyer durchgesetzt. *Sanft* bezieht sich hierbei auf den sanften Übergang des Kindes vom intra- zum extrauterinen Leben. So wird von der Hebamme der Kreißsaal vor der Geburt abgedunkelt und aufgeheizt und sie sorgt für eine ruhige und gelassene Stimmung. Nur die Bezugspersonen betreten den Raum, die Sprechlautstärke ist gedämpft.[318]

---

316 So legt Loytved dar, wie um 1900 die Frauen in ihren eigenen vier Wänden und auf dem üblichen Gebärhocker entbunden haben (vgl. Loytved 2006, 7).

317 Gerade Türen waren lange Zeit nicht selbstverständlich und die Gebärenden wurden durch Vorhänge getrennt.

318 Das tiefe Tönen der Hebammen mit den Frauen in der Wehe und der abgedunkelte Raum anstelle des Neonlichts haben eher protopathische Tendenzen mit geringer Intensität und leichten Rhythmen, die wesentlich zur leiblichen Weitung beitragen. Ungemütliches Neonlicht, der ungemütliche Gynäkologenstuhl mit der für Hochschwangere schwer einzunehmenden Steinschnittlage zur Durchführung einer Zangenentbindung, mit einem kalten Gerät aus Metall, hat dagegen eher epikritische Tendenzen. Stürzt jetzt eine Arzthelferin oder ein Assistenzarzt laut und aufdringlich in die Untersuchung bzw. Geburt herein, wird diese Tendenz noch verstärkt.

Abgedunkelte Räume mit indirektem Licht haben in diesem Zusammenhang eine protopathische Wirkung.

Gefühle und Atmosphären sind transsubjektive Gebilde, die sich dem direkten menschlichen Zugriff entziehen. Gefühle können also nicht erzeugt werden. Die Arbeit einer Hebamme kann aber darin bestehen, die Atmosphäre, die eine Gebärende mitbringt, wahrzunehmen, zu respektieren und zu fördern. Gerade der Geburtsprozess einer Erstgebärenden kann sich über Stunden hinziehen. Es gibt Situationen, wie etwa Müdigkeit, die für das leibliche Befinden von Atmosphären besonders empfänglich sind.[319] Weiterhin gehen viele geburtshilfliche Abteilungen inzwischen dazu über, den Frauen nicht mehr bis zu einer bestimmten Muttermundsweite einen Vorwehenraum oder ein Wehenzimmer zuzuweisen, sondern ermöglichen es über die gesamte Geburtsdauer hinweg, immer denselben Kreißsaal *zu belegen*. Dieser Raum kann daher zur Welt der Gebärenden werden, in der es die Möglichkeit einer stimmigen Atmosphäre gibt. Das Zimmer kann leiblich auf die Gebärende und die Gebärende auf das Zimmer wirken.

Andererseits kann innerhalb des Geburtsverlaufs aufgrund einer hohen Kreißsaalbelegung ein organisatorischer Wechsel der Kreißräume erforderlich sein. Hierbei ist beobachtbar, dass der Wechsel der Räume auf Seiten der Gebärenden zu Irritationen führt, die es abzumildern gilt. Auch wünschen sich manche Frauen bei Folgegeburten wieder *ihren* Raum.

Frauen, die eine Hausgeburt oder eine außerklinische Geburt durchführen, verfolgen einen ganz besonderen Ansatz ihren eigenen Raum zu wählen.[320] Jährlich werden in Deutschland annähernd 10.000 Geburten an Orten von Schwangeren nachgefragt, die nicht in einer Klinik stattfinden.[321] Diese Frauen planen für die Geburt eine Art *räumliche Selbstgestaltung* mit ein, wie sie sich auch bei Schmitz wiederfinden lässt. Er schlägt vor, den innewohnenden Drang, bei Schmerzen die Flucht zu ergreifen, durch eine zum *Dablei-*

---

319 Müdigkeit unter der Geburt ist wegen tagelangem Schlafdefizit vor der Geburt oder protrahiertem Geburtsverlauf nicht selten. Vgl. zu Müdigkeit und Atmosphärensensibilität weiterführend Soentgen 1998, 75.

320 Die außerklinische Geburtshilfe wird bei den Frauen zu Hause, im Geburtshaus oder in Geburtspraxen geleistet.

321 Diese Zahl entspricht etwas unter 2% der Gesamtgeburtenrate in Deutschland (vgl. Gesellschaft für Qualität in der außerklinischen Geburtshilfe e. V. (QUAG) 2004).

ben ermutigende Umgebung abzufedern.[322] Betrachtet man die Raumgestaltung muss in der Zukunft geklärt werden, ob es sinnvoll ist unterschiedliche Kreißsaalräume zur Verfügung zu stellen. Zurzeit ist die Angebotsstruktur innerhalb einer Institution nahezu gleich. Hauskeller betont für die generelle Raumgestaltung unter dem Aspekt des Innen und Außen das leibliche Empfinden von kleinen und niedrigen Räumen im Vergleich zu großen Räumen. Kleine Räume können, wenn das Außen als feindselig begriffen wird, Geborgenheit vermitteln.[323] Hohe und große Räume sind hingegen für Gebärende geeignet, welche die Weite suchen.

6.1.3 Farbgestaltung und Atmosphäre

In den letzten Jahren wurde in der Farbgestaltung der Kreißsäle vieles unternommen. In einigen Kliniken wurden sie dunkelrosa, lila bzw. *uterusfarben* gestrichen, um den Charakter der sanften Geburtshilfe (d. h. ein sanfter Übergang für das Kind) herauszustellen.[324] Auch die Farbwahrnehmung ist als Relation zwischen Gebärender und Gegenstand nicht rein kognitiv, sondern immer zugleich auch atmosphärisch und stellt damit eine Beziehung des leiblichen Betroffenseins dar. Hinzu kommt, nach Hauskeller, dass Farben die *Fähigkeit haben,* als subjektive Formen in Erscheinung zu treten, bevor sie als Gegenstandsqualität erkannt werden. Auch hier tritt deutlich hervor, dass „nicht, wie die Welt aussieht, sondern wie sie auf uns wirkt …“ entscheidend ist.[325] Im leiblichen Gedächtnis bleibt der atmosphärische Eindruck erhalten.[326]

Mittlerweile ist die ansprechende Gestaltung auch ein Qualitätskriterium bzw. Benchmarking der einzelnen konkurrierenden Geburtsabteilungen.[327]

---

322 Vgl. Schmitz 1992, 158.

323 Vgl. Hauskeller 1995, 156.

324 Bei der Farbe rot spricht Hauskeller vom leiblichen Charakter und der konzentrierten Energie dieser Farbe (vgl. im Folgenden Hauskeller 1995, 137; 140 ff.).

325 A. a. O., 144.

326 Man beachte in diesem Zusammenhang auch das Bedürfnis von Frauen nach einer Hausgeburt. Aus o. g. Perspektive ließe sich auch diskutieren, welcher Geburtsfilm in Geburtsvorbereitungskursen gezeigt wird.

327 Vgl. Riegl et al. 1996; Außerdem erscheint zu diesem Thema regelmäßig sowohl ein Geburtsklinik-Benchmarking als auch ein Hebammen-Benchmarking, vgl. www.prof-riegl.de/Aktuelles/aktuelles.html [28.12.2007].

6.1.4 Der Geburtsschmerz

Der Geburtsschmerz hat viele Facetten. Es kann sich um Wehenschmerz oder auch um den Kopfdurchtritt und das damit einhergehende Dehnungs- und Zerreißgefühl handeln. Diese beiden Schmerzaspekte sollen leibphänomenologisch getrennt voneinander betrachtet werden.

6.1.4.1 Wehenschmerz und Weite

Unter der Geburt kommt es mit den Wehen zu den unterschiedlichsten Gebärden der Frau. Es gibt Momente, in denen die Frau wohlauf ist, sie die Wehenschmerzen gut verkraftet und im Kreißsaal oder vielleicht sogar im Park auf und ab geht. Dann kann es aber auch zu Wehen kommen, die die Frau zu bestimmten Schreien (verzweifelt, schrill, panisch usf.) veranlassen und die Hebamme anhand der Art der Bewegung und der Stimmlage erkennt, dass sich etwas verändert hat und der Wehenschmerz vielleicht an Intensität zugenommen hat. Es kann sein, dass die Frau keine richtige Position und Stellung findet und auch nicht weiß, wie sie sich halten soll. Es kommt zum Teil zu unkontrollierten und heftigen Bewegungen und Stimmlauten. Die Frau probiert verschiedene Positionen aus (z. B. Sprossenwand, Hocker oder Badewanne), die jedoch von Unruhe und Unausgeglichenheit geprägt sind. Es ist zunehmend erkennbar, dass es der Frau mit dieser Situation nicht gut geht.

Wie bereits dargestellt, haben wir es, hinsichtlich der leiblichen Kommunikation und leiblichen Ökonomie, mit antagonistischen Tendenzen zu tun. Unter Schmerzen ist die leibliche Ökonomie aus Enge, Spannung, Schwellung, Rhythmus und Intensität in Widerstreit geraten.[328] Schmerz ist nach Schmitz kein Gefühlsempfinden, sondern ein dynamischer Konflikt im spürbaren leiblichen Befinden: Unter Schmerz ist man in die paradoxe Einseitigkeit gebannt.[329]

Die Gebärende sucht leiblich gesprochen mit ihm und gegen ihn vergebens die Weite. Der Schmerz ist ein gehemmter Drang der Gebärenden, ein aufgehaltener Impuls zum *Fort und Weg*. Diesem Impuls zum *Fort bzw. Weg* kommt die Frau durch unentwegtem Bewegungsdrang nach. Leiblich gesprochen wäre es wünschenswert, wenn die Frau Bewegungsfreiheit hätte und

328 Vgl. Uzarewicz/Uzarewicz 2005, 134–135.

329 Vgl. Schmitz 1992, 135,163.

dem Bedürfnis nach Richtung nachgeben könnte. Leibtherapeutisch geht es darum, das zu locker gewordene Band der leiblichen Ökonomie zu straffen, das mittels der antagonistischen Kräfte von Spannung und Schwellung den Leib in seiner Einheit zusammenhält. Das ist notwendig, um zu verhindern, dass die Gebärende dem Wechsel zwischen Enge und Weite hilflos ausgeliefert ist. Frauen angeschnallt in Steinschnittlage im Querbett zu fixieren, ist folglich Schmerz verstärkend und Gewalt ausübend.

Die Bewegungsfreiheit unter der Geburt kann zu einem Konflikt führen, wenn die Herztöne des Kindes auffällig sind (suspektes oder pathologisches CTG) und kontrolliert werden müssen. Häufig führt dies zu zahlreichen und langwierigen, oft bewegungseinschränkenden Kontrollen. Es ist beobachtbar, dass die Gebärende, die zwangsweise an einem Ort oder sogar im Kreißbett gehalten wird, ungehalten und unleidlich wird (sie sucht die Weite). Leibtherapeutisch wird über Telemetrie[330], die Bewegungsfreiheit und gleichzeitige Herztonkontrolle ermöglicht, Linderung verschafft. In Geburtsvorbereitungskursen erlernen Frauen den Yogasitz oder die Meditation. Beide haben das Ziel leibliche Weite zu erreichen.[331]

6.1.4.2 Beckenkreisen und Einleibung

In der Eröffnungs- oder Austreibungsphase kann es während der Wehen zu gemeinsamem Beckenkreisen zwischen der Gebärenden am Seil und dem Partner bzw. der Hebamme kommen. Durch den gemeinsamen Rhythmus wird der Partner/die Hebamme zum Einleibungspartner.[332]

Die Gebärende hat die Möglichkeit, sich nochmals anders fallen zu lassen, von sich wegzukommen und Erleichterung bzw. Unterstützung zu erhalten. Die eingefahrene leibliche Situation des Wehenschmerzes kann aufgelockert und für eine Weile entspannt werden.[333] Gerade die leibliche Kommunikation der Einleibung wird in der Geburtshilfe gerne genutzt. Diese wird aber

330 Eine Herztonkontrolle des Kindes über kabellose Funksignale.

331 Vgl. Soentgen 1998, 43.

332 Bestimmte Lautmuster (z. B. der Rhythmus eines ruhigen Herzschlages) scheinen auch auf Erwachsene beruhigend und entspannend zu wirken (vgl. Hauskeller 1995, 117). Aus leibtheoretischer Perspektive wäre es interessant zu untersuchen, ob Trommelschläge (z. B. der australischen Aborigines) Entspannung und Weite unter der Geburt zu erzielen vermögen.

333 Vgl. hierzu auch Soentgen 1998, 36 f.

nicht nur zwischen Gebärender und Partner vollzogen, sondern in der Austreibungsphase finden sich häufig auch andere Einleibungspartner wie Hebammenschülerin, Ärztin oder Praktikantin. Je nach Geburtsposition und Stellung der Frau, kann es erforderlich sein, Einleibungsmuster neu zu arrangieren. Unter der Geburt kann die Einsamkeit des leiblichen Befindens durch die Bildung und Erhaltung übergreifender quasi-leiblicher Einheiten kurzfristig aufgebrochen werden. Die leibliche Kommunikation bietet aufgrund ihrer dialogischen Struktur die Möglichkeit Erleichterung durch den Partner oder die Hebamme zu verschaffen. Die Gebärende kann über den eigenen Leib, als unmittelbarer Gegenstand des eigenleiblichen Spürens, hinausgehen (= solidarische Einleibung).[334] Der Partner oder die Hebamme bildet gemeinsam mit der Gebärenden ein übergreifendes leibliches Gefüge. Der in der Literatur[335] immer wieder benannte partnerschaftliche Umgang mit den Frauen zeigt sich (leibtheoretisch) in der Hebammenarbeit durch das Bemühen, den (gemeinsamen) Geburtsprozess so zu gestalten, dass sich die antagonistische wechselseitige Einleibung zu einer solidarischen entwickelt.

6.1.4.3 Geburtsschmerz, Verankerungspunkt und Verdichtungsbereich

Eine in Geburtsvorbereitungskursen häufig thematisierte Angst ist die Geburtsverletzung durch den kindlichen Kopf. Schwangere fragen oft, ob man den Dammriss oder Dammschnitt spürt und ob er unbedingt erforderlich ist. Demgegenüber achtet das Personal im Kreißsaal darauf, dass eventuell erforderliche Instrumente (wie die Episiotomieschere oder Zange) in den Schränken liegen und somit nicht offen sichtbar sind.

Bei dem Schwangerschaftsthema *Angst vor der Geburt* handelt es sich nicht um eine vage Erregung, sondern um ein zentriertes Gefühl, da sich Verdichtungsbereich und Verankerungspunkt zeigen. Die Angst der Frauen vor dem Kopfdurchtritt des Kindes bei der Geburt und die damit einhergehende Gefahr der Geburtsverletzung stellt im schmitzschen Sinne einen Verankerungspunkt dar. Den Verankerungspunkt beschreibt der Sachverhalt der Angst vor einer Dammverletzung, an dem die atmosphärische Furcht vor der Geburt hängt. Der Verdichtungsbereich, als Furcht vor der Geburt, kennzeichnet den Raum, in dem sich die Furcht vor *Anonymität, Ausgeliefertsein*

334 Vgl. Schmitz 1992, 55.

335 Vgl. Zoege 2004; vgl. Sayn-Wittgenstein 2007.

oder *dem Unbekannten* sammelt. Auch hier zeigt sich deutlich, dass die Furcht zwar auf dem Verankerungspunkt ruht, dieser aber bei Betreten des Kreißsaals hinter den Verdichtungsbereich phänomenal zurücktreten kann. Dann kann die atmosphärische Furcht zu der der Gebärenden werden, da sie von ihr leiblich spürbar ergriffen wird. Leibtherapeutisch kann es hilfreich sein, dass die Frau vor der Geburt die Möglichkeit bekommt, sich mit dem Personal und den Räumlichkeiten vertraut zu machen: Der Verdichtungsbereich schwindet und das zentrierte Gefühl weicht einer vagen Erregung.

Die atmosphärische Furcht vor der Geburt *kann* in leiblichen Regungen wie Übelkeit oder im affektiven Betroffensein erfahren werden. Würde man, wie in Zahnarztpraxen üblich, die Gebärende schon mit sichtbarem (geburtshilflichen) Besteck begrüßen, könnten die leiblichen Regungen verschlimmert werden. Das affektive Betroffensein ist intentional auf die Angst bezogen und in Abgrenzung zu den leiblichen Regungen eine dramatische Ergriffenheit, der sich die Gebärende hingeben oder der sie auch Widerstand leisten kann. Auch hier ist die atmosphärische Furcht vor der Geburt nicht im deterministischen Sinne zu verstehen. Sie wird nicht zum direkten Handlungsmotiv, sondern eher zur Einflussgröße.

6.1.4.4 Kopfgeburt und leibliche Regungen

Die Grundzüge der Struktur des Leibes sind auch im Geburtsprozess erfahrbar. So gleitet in der Austreibungsperiode während der Wehe der kindliche Kopf in der Scheide der Frau vor bzw. in der Wehenpause zurück. Die Grundbegriffe von Schmitz lassen sich in der Scheidenzone während der Wehe wiederfinden und anwenden: Im Wehenschmerz findet sich die Konkurrenz von Enge und Weite und ein Vorherrschen der Enge; steht der kindliche Kopf in der Scheide, drückt sich im Mitschieben/Pressen der Frau zur Überwindung des *Hindernisses Dammbereich* Spannung und Schwellung aus. Ferner findet sich beim spürbaren Herausdrängen und Ausgleiten des Kindes auch die Richtung wieder.

Die Nähe von Angst und Schmerz wurden in der Geburtshilfe schon mehrfach hervorgehoben.[336] Aber auch die von Schmitz beschriebene und als befremdlich registrierte Nähe von Angst, Schmerz und Lust ist insbesondere in der Geburtshilfe zu beobachten. Manche Frauen beschreiben den

336 Vgl. Dick-Read 1953; Kitzinger 1980.

Kopfdurchtritt als äußerst schmerzhaft und andere als angenehm, mitunter die maximale Dehnung des Dammes sogar als orgastisch. Die Aussagen der Frauen erhalten vor dem Hintergrund der Beschreibung leiblicher Regungen und dem Alphabet der Leiblichkeit eine neue Bedeutung. Leiblich gesprochen zeigt sich beim Schmerz in der Dammgegend ein Übergewicht der Spannung. Bei Wollust findet sich ein Übergewicht der Schwellung. Schwellung ist lustvoll und ein Durchsetzen gegen die Enge.[337] Die Schwellung im Schmerz ist in der Lage lustvolle Regung oder Wollust zu bereiten.[338] Kommt es bei der Geburt des Kindes zu einem Orgasmus der Frau, so ist, leibphänomenologisch gesprochen, das allzu straff angezogene Band der leiblichen Ökonomie (der Konkurrenz von Enge und Weite) verloren gegangen, so dass die dominante Schwellung in den anderen privativen Typ leiblicher Weitung umschlägt.[339] Auf der anderen Seite kann das elementar-leibliche Betroffensein wie etwa bei Angst auch auf die Geburt und insbesondere den Kopfdurchtritt übertragen werden und exponiert die „primitive Gegenwart“ der Gebärenden. Grundsätzlich zeichnet sich die primitive Gegenwart in Abgrenzung zur entfalteten Gegenwart durch affektives Betroffensein aus[340], d. h. ein besonnenes Zurücktreten der Gebärenden ist in diesem Augenblick nicht möglich. In der primitiven Gegenwart verschmelzen die fünf Dimensionen der Orientierung zur Welt[341] zu einem Hier-Jetzt-Sein-Dieses-Ich miteinander. Die Gebärende sinkt beim Absturz in die primitive Gegenwart ohne Distanzierungsmöglichkeit in ihr Hier und Jetzt ein. Zurück bleibt ein eher schwer zu verarbeitendes Erlebnis.

337 Auch beim Saugen kommt das Verhältnis von Spannung und Schwellung im geburtshilflichen Kontext zum Tragen. Das Saugen des Kindes an der Brust zeichnet sich durch den Vorgang des Ansaugens mit Hilfe der Mundmuskeln (Spannung), durch Zusammenpressen von Zungen-Gaumendruck (Schwellung) und das Schlucken der Muttermilch aus. Leiblich gesprochen kommt es zu einer Durchsetzung gegen die Enge und aufgrund von Schwellung zu Lustgefühl und Wollust.

338 Vgl. Soentgen 1998, 22, 27.

339 Für den Zusammenhang zwischen Ausgleiten des Fötus und Orgasmus der Frau siehe Odent 1992, 120 ff.

340 Vgl. Blume 2003, 40–42.

341 Die fünf Dimensionen sind: Hier + Weite, Jetzt + Dauer, Sein + Nichtsein, Identität + Verschiedenheit, Eigene + Fremde (vgl. vgl. Schmitz 2005, 42; vgl. Schmitz 2007, 72).

6.1.4.5 Austreibung und Ad-hoc-Leib

In der Austreibungsphase kann sich aufgrund des Geburtsverlaufs eine extreme Situation ergeben, sodass die Frau den Kontakt zu sich selbst und der Außenwelt verliert. Die Hebamme versucht dann die Frau bestimmter anzusprechen oder über Berührung wieder Kontakt herzustellen. Zur Verdeutlichung hierzu die Schilderung einer gewöhnlichen Situation und der denkbaren Handlungsweise einer Hebamme:

Die Frau befindet sich in der Austreibungsperiode auf dem Gebärhocker und der Geburtsschmerz kommt in kurzen regelmäßigen Abständen. Die Hebamme sitzt auf der Matte und damit etwas unterhalb der Frau. Der kindliche Kopf steht in der Scheide sichtbar und die Hebamme spürt, dass sie den Kontakt zur Frau verloren hat. In diesem Fall gehen viele Hebammen dazu über, die Gebärende aufzufordern *sie* anzuschauen („Schauen Sie mich an"!), bis die Frau der Aufforderung nachkommt. In dieser Situation ereignet sich durch das Sich-Anblicken das, was Schmitz mit Einleibung beschreibt. Hebammen nutzen die leibliche Kommunikation der Einleibung, um in extremen geburtshilflichen Situationen wieder (leiblichen) Kontakt zu der Gebärenden herzustellen.

Zur Einleibung gehört die *Zusammenfassung* auf ein Thema. Diese Form findet sich dann, wenn die Hebamme ganz mit ihrer Konzentration bei der Gebärenden ist. Die Bildung von Ad-hoc-Leibern wird von der Hebamme forciert, wenn sie in der Schlussphase der Austreibungsperiode die Gebärende beispielsweise sowohl am Oberschenkel berührt als auch parallel dazu die Aufforderung gibt, sie anzusehen. Gerade in der Übergangsphase kann die Frau vorzeitigen Pressdrang bekommen. Sie wird aufgefordert, diesem noch nicht nachzugeben. In dieser Phase verlieren die Frauen häufig und leicht den Kontakt zu sich selber und zu ihrer Umgebung. Hebammen versuchen dann z. B. über gemeinsames Tönen mit der Frau oder über rhythmisches Berühren wieder Kontakt herzustellen und den Pressdrang zu lindern. Sie versuchen also, unter der Geburt je nach Situation einen gemeinsamen Rhythmus mit der Frau herzustellen und greifen auf diese Weise in die leibliche Ökonomie der Frauen ein. Häufig nutzen sie Blick, Stimme, Atem und/oder Körperkontakt und bedienen sich somit der Kanäle leiblicher Kommunikation. Auch wenn die Gebärende auf kognitiver Ebene nicht mehr erreicht werden kann, so sind der Kontakt und die leibliche Kommunikation über diese Kanäle noch gut möglich und werden im Hebammenwesen erfolgreich angewandt.

Analysiert man das laute Ansprechen oder Berühren genauer, so fällt auf, dass die Frau kurz vor dem *Wegsein steht*, entweder in Richtung privativer Enge oder privativer Weite.[342] Wenn das Körperschema verloren geht, hat dies Auswirkungen auf die leibliche Ökonomie und den innerleiblichen Dialog. Wird die Wehe für die Gebärende zur Qual und der Schmerz beengend, so flüchtet sie sich in motorische und akustische Ausbruchsversuche. Zwischen Gebärender und Hebamme kann sich durch Blicke oder stimmliche Kontaktaufnahme ein Ad-hoc-Leib bilden. Weil das leibliche Befinden in sich dialogisch ist, kann die Gebärende es auf Partner verteilen, welche die antagonistischen Tendenzen gegeneinander ausspielen. Gegen die Einsamkeit des Schmerzes ist es aus leibtheoretischer Perspektive möglich, übergreifende quasi-leibliche Einheiten zu bilden.[343] Dieser Leib hat die Struktur gemäß dem Alphabet der Leiblichkeit. Gleichzeitig geht der übergreifende Leib über das eigenleibliche Spüren hinaus und es kommt zu einer Verschmelzung. Unter der Geburt kommt es gerade zwischen Gebärender und Partner/Hebamme zu einer Bildung von Quasi-Leibern.

Auch wenn die Gebärende erst in der Austreibungsphase kurz vor der Geburt von *Draußen* in den Kreißsaal kommt, sind Hebammen in der Lage, über Berührung oder Blicke Kontakt herzustellen, d. h. Einleibung ist auch in der letzten Phase möglich – ohne vorherige Kontaktaufnahme. Es deutet zwar einiges darauf hin, dass die Einleibung besser funktioniert, je *wärmer* man im Vorfeld miteinander geworden ist, der Zeitfaktor oder eine bestehende Partnerschaft stellen aber keine notwendige Voraussetzung dar.[344] Mit Schmitz, der verschiedene Formen der Einleibung unterscheidet, wäre die oben geschilderte Situation eine einseitige Einleibung. Im Verlauf der Austreibungsphase könnte eine wechselseitige Einleibung eintreten. Die Hebamme tönt und stöhnt mit der Frau gemeinsam, und zwar genau dann, wenn die Frau ihren eigenen Rhythmus verloren hat. Die immer intensiver ertönen-

342 Das hier beschriebene Wegsein ist nicht im positiven Sinne wie bei Odent gemeint. Odent beschreibt den veränderten Bewusstseinszustand der Frau im Sinne des guten Wegseins im Geburtsprozess und prägt den Begriff der Privacy. Er sagt aus, dass die Frau gut in sich und mit sich ist (vgl. Odent 1992, 119). Die Aufgabe des geburtshilflichen Personals sieht er darin, dass das Personal dies zulässt und die Frau sogar in diesem Zustand vor äußeren Reizen und Einflüssen abgeschirmt wird. Aus leibtheoretischer Perspektive wäre hier also eher der Begriff der Ausleibung zutreffend.

343 Vgl. im Folgenden Schmitz 1995, 136, 137.

344 Auch ein Taxifahrer könnte diese Form der Hilfeleistung erbringen.

den Laute in Form eines langgezogenem „*JA*, *JA*, *JA*" verdeutlichen auch das Bedürfnis nach Symbiose in wechselseitiger Einleibung.[345]

6.1.5 Atmung und Rhythmus

Hebammen atmen unter der Geburt mit der Gebärenden im Atemrhythmus der Frau. Sollte die Frau ihren Atemrhythmus verlieren, so wird die Hebamme versuchen ihr den ihr eigenen Rhythmus zurückzugeben. Über den Rhythmus der gemeinsamen Atmung oder der gemeinsam gesprochenen Worte beim Singen wird eine wechselseitige Einleibung zwischen der Gebärenden und der Hebamme oder dem Partner erreicht. Dies wird ebenfalls schon in Geburtsvorbereitungskursen eingeübt.[346] Leiblich gesprochen besteht das Ziel darin, dass die Hebamme über derartige leibliche Kommunikationsmuster im Wehenschmerz den Rückzug der Gebärenden in isolierte Leibesinseln zu umgehen versucht, indem die Hebamme sich selbst vorübergehend an deren Stelle setzt.[347]

6.1.6 Ausatmung und Richtung

Hebammen halten unter der Geburt die Frauen immer wieder an, die Ausatmung zu betonen und tief auf die Vokale A oder O zu tönen. Sollte der Gebärenden dies schwer fallen oder hat sie den Kontakt zu sich selber verloren, so tönen die Hebammen mit der Frau gemeinsam. Die Ausatmung hat somit unter der Geburt eine herausragende Stellung. Hebammen leiten in der Wehe immer wieder zu einer langen Ausatmung an. Der Wehenschmerz ist leiblich gesprochen hierbei ein innerleiblicher Konflikt zwischen Enge und Weite in Gestalt eines aufgehaltenen Dranges wegzukommen. Weite ist der Zustand, der in der Wehe fehlt. Die Ausatmung ist leibliche Richtung, die in die Weite führt.

345 Siehe hierzu die Filmbeispiele Eldering/van Rees 1999; Korbei/Adam 1997; zur Symbiose vgl. Schmitz 1995, 140.

346 Vgl. Lippens 1992; 2003.

347 Es ist vorstellbar, dass in der leiblichen Kommunikation der Einleibung auch die im späteren Verlauf immer wieder auftretende Problematik von Nähe und Distanz zwischen Gebärender und Hebamme hier ihre Ursache hat. Interessant wäre auch die Frage nach dem Umgang mit entsprechenden Abschiedsritualen. Diese Fragestellungen können an dieser Stelle nicht weiter verfolgt werden.

Leiblich gesprochen fehlt der Frau in der Wehe die Mitte. Sie gelangt über die Ausatmung kurzfristig und ausgleichend in die Weite. Insbesondere das laute Ausstöhnen bringt hierbei Erleichterung, besonders dann, wenn sie vor dem Ausströmen der Luft diese noch einen Moment bis zur Schwellung innehält.

Alternativ neben dem Atmen setzen die Hebammen auch das Singen unter der Geburt ein.[348] Leboyer nutzt das *meditative Chanting* als vorbereitende und geburtsbegleitende Atempraxis. Atmen und Singen gilt schon seit den achtziger Jahren des vorhergehenden Jahrhunderts als unterstützend und wirksam. Die Gebärende hat somit sowohl über die Atmung als auch über das Singen die Möglichkeit in die Weite zu gehen. Zu diesen beiden Möglichkeiten zählt auch das Schreien.

So ermuntern Hebammen neben dem oben thematisierten vokalischen Tönen auch zum Schreien. Sollte der Frau dies schwer fallen oder hat sie den Kontakt zu sich selber verloren, tönt die Hebamme gemeinsam mit der Frau, versucht mit ihr gemeinsam einen Rhythmus und eine Richtung zum Schreien zu finden. Leiblich gesprochen bietet dieses Vorgehen für die Frau die Möglichkeit *sich Luft zu machen* und ist bei sehr heftigen Wehen ein Ersatz für ein Entkommen in die Weite wie oben dargelegt.

Auch die Forderung in der Wehenpause zu schlafen oder zumindest zu dösen, stellt leiblich gesprochen den Sachverhalt dar in die Weite zu gehen, um im Schlaf die Tendenz der Enge auszugleichen und Kraft zu schöpfen. Leibliche Richtung vermittelt Enge an Weite und kann daher in den Dienst eines harmonischen Ausgleichs der leiblichen Ökonomie gestellt werden. Somit hat die Richtung einen Einfluss auf die Ökonomie der Gebärenden.

Neben Ausatmung und *Atemtechniken* wird in der Geburtshilfe auch Bewegung und Tanz eingesetzt. Alle diese Maßnahmen können als leibliche Richtung und als Weisen der Aktivierung des Richtungsräumlichen verstanden werden.

---

348 Das Singen vor und unter der Geburt zielt darauf ab, die Entwicklung des Ungeborenen zu unterstützen. Nach diesem Verständnis entwickeln sich beim Singen Vibrationen im Körper der Mutter, die durch Resonanz auf den Körper des Kindes übertragen werden. Das Ungeborene reagiert ca. ab der 14. SSW auf Töne. Es erkennt Rhythmus, Lautstärke und Melodie (Leboyer 2006; Berendt 1985; Puls 1994; Tomatis 1987; 1994; Verny/Kelly 1983). Siehe in diesem Zusammenhang den Film von F. Leboyer (vgl. Leboyer 1987).

6.1.7 Schreiakustik und Atmosphäre

Unter der Geburt kommt es in den Kreißsälen immer wieder zu lauten Schmerzäußerungen und Stöhngeräuschen. Die Schwangeren und Gebärenden der anderen Kreißsäle oder auch der Station sind davon akustisch betroffen. Auf der anderen Seite werden die Frauen dazu aufgefordert, laut zu tönen, um von sich im Schmerz weg und in die Weite zu kommen. Auch wenn der umfriedete Kreißsaal nur nach Anklopfen von entsprechend zugeteiltem Personal betreten wird und nicht einsehbar ist, ist die Akustik für andere zu vernehmen. Ein effektiver Schallschutz existiert nicht, obwohl die Schreie in ihrer Intensität zur Angststeigerung anderer beitragen können. An dieser Stelle treten die Phänomene Schrei und Schmerz deutlich hervor. Das Personal und die anderen Schwangeren/Gebärenden sind von den Schreien affektiv betroffen, die Gebärende jedoch von den Schmerzen als subjektive Tatsache.

In einigen Kliniken ist es üblich, Frauen nicht schreien *zu lassen*. Hierzu wird eine Art Schmerzdiagnose samt Therapie von geburtsmedizinischem Personal in die Wege geleitet. Das Personal erlebt die Geburtsschreie dann als leiblich unerträglich und hat sich in die Situation hineinziehen lassen bzw. ist von ihr ergriffen worden. Die subjektive Tatsache des affektiven Betroffenseins in Form des Wehenschmerzes kann jedoch nicht übernommen werden. Die Frage, die es hier aus Sicht der subjektiven Tatsachen zu klären gilt, ist, ob der Gebärenden die Verlautbarungen in Form von Stöhnen und Schreien helfen in die Weite zu gehen, losgelöst davon, ob die Situation von Außenstehenden Besitz ergreift. Solange die Frau unter der Geburt weder die Fassung verliert noch vom Geburtsschmerz überwältigt wird (privative Zustände), wäre es leibtherapeutisch sinnvoll, dass sie sich weiterhin leiblich aus ihren subjektiven Tatsachen heraus verhält, d. h. die Möglichkeit hat sich (ungestört) zu verhalten.

6.1.8 Musik und Bewegung

Unter der Geburt wird von Hebammen immer wieder darauf gedrängt, dass die Frauen sich bewegen und/oder auch eine vertikale Geburtsposition einnehmen. Die Bewegung wird in der Geburtshilfe unter geburtsmechanischen Gesichtspunkten genutzt. Sie ist wünschenswert, weil der Geburtsfortschritt in Form der Drehung des Kindes durchs Becken zügiger vorangeht. In diesem

Zusammenhang wird schon seit Jahren Musik eingesetzt, mittlerweile auch während einer Sectio caesarea.[349] Im Geburtsverlauf kommt es mit Musik zu anderen Bewegungsmustern. Es kann sogar vorkommen, dass Frauen ihr Kind *tanzend* bekommen.[350] Für Schmitz bewegt *sich* Musik gar räumlich.[351] Musik ist aber auch dahin gehend durch und durch Bewegung, als dass sie den Menschen in die Glieder fährt und Bewegungen vorzeichnet. Dieses Element wird in der Geburtshilfe unter geburtsmechanischer Perspektive genutzt. Die Gebärende hat die Möglichkeit, sich und ihren Leib der Musik zu überlassen und sich einzuschmiegen, da Musik Bewegungsgestalt suggeriert bzw. zur Bewegung einlädt.

6.1.9 Berufsnovizin und leibliche Regungen

Je weiter die Geburt voranschreitet und je heftiger die Wehen werden, desto lauter und höher tönen die Frauen meist. Leiblich gesprochen ist es so, dass zu den Sinnschichten der Sprachlaute ausgesagt werden kann: Je höher der Ton, desto höher der Erregungszustand.[352]

Frisch ausgebildete Hebammen haben nach ihrer Ausbildung häufig mit dem Problem zu kämpfen, dass sie den Geburtsfortschritt anhand der Geräusche und der Töne nicht sicher einschätzen können und daher auf die VU zurückgreifen müssen. Gerade die Geräusche der Frau im Kreißsaal gehen die Hebamme an und können nicht außer Acht gelassen werden, da die Schwingungen der Töne affizieren.[353] Leiblich gesprochen gibt die schreiende Frau der Berufsnovizin mit Wirkmacht versehen zu erkennen, dass sie von Schmerzen betroffen ist (subjektive Tatsache). Sie selbst ist von den Schreien affektiv betroffen. Die Schreie können von der Junghebamme solange nicht außer Acht gelassen werden, bis sie gelernt hat, den Wirkbereich der Geräuschquelle

349 Auch in Geburtsvorbereitungskursen wird immer wieder darauf hingewiesen, wie wichtig es ist, mit dem ungeborenen Kind in der Schwangerschaft über Musik, Laute und Bewegung Kontakt aufzunehmen. Tomatis hat schon sehr früh die Bedeutung der Hörwahrnehmung bei Ungeborenen thematisiert. Die Klangtherapie wird zurzeit auch im Bereich von entwicklungsverzögerten Kinder angewendet (www.tomatis.de [01.02.2008]).

350 Siehe hierzu den Film Korbei/Adam 1997.

351 Vgl. im Folgenden Schmitz 1995, 141.

352 Vgl. Hauskeller 1995, 120.

353 Vgl. im Folgenden Hauskeller 1995, 102–103.

richtig einzuschätzen. Erst dann wird die Berufsnovizin es schaffen die VU wohldosiert einzusetzen.

6.1.10 Professionalität und subjektive Tatsachen

Im Zusammenhang mit den Wehenschmerzen oder der Trauer bei der Geburt eines toten Kindes achten Hebammen darauf, sich nicht in die Situation hineinziehen zu lassen. Sie sind zwar betroffen, lassen sich jedoch nicht davon ergreifen. Leibtheoretisch gesprochen kann die subjektive Tatsache des affektiven Betroffenseins nicht übernommen werden.[354] Die erfahrene Hebamme wird darauf achten, dass die Situation nicht von ihr Besitz ergreift und sie affektiv betroffen macht bzw. affiziert. Sie weiß, dass sie der Situation bzw. der Atmosphäre nicht hilflos ausgeliefert ist. Zum einen ist der Wehenschmerz oder die Trauer die subjektive Tatsache der Gebärenden, zum anderen würde die Hebamme handlungsunfähig.

6.1.11 Geburtsposition und leibliche Richtung

Häufig werden unter der Geburt Geburtspositionen, wie auf dem Gebärhocker, gewählt, bei welcher der Partner sich im Rücken der Frau befindet und diese stützt. Leiblich gesprochen findet sich hier neben der Umfriedung auch eine gemeinsame leibliche Richtung des Paares. Bei Schmerz und Fluchtimpuls ist der Weg nach vorne frei.[355]

Als Geburtsposition wird schon seit Jahren die aufrechte Gebärhaltung favorisiert, da hierbei der Geburtsprozess leichter verläuft weil die Schwerkraft im Gegensatz zur horizontalen Position Wirkung entfaltet. Leiblich gesprochen ist der Mensch in der Rückenlage dem leiblichen Befinden am stärksten ausgeliefert.[356] Leibtherapeutisch gesehen wäre es also sinnvoll, die

---

354 Vgl. Uzarewicz/Uzarewicz 2005, 110.

355 Anzumerken ist hier, dass das (werbewirksame) Romarad leibtherapeutisch eher ungünstig ist.

356 Vgl. Soentgen 1998, 78. Leibtheoretisch könnte es sinnvoll sein, bei Frauen, die ihre Leiblichkeit wenig spüren (eher kognitiv gesteuerte Gebärende) unter der Geburt eine eher liegende Lage (siehe zur Position des Liegens Soentgen 1998, 79) anzubieten, um die leiblichen Regungen mehr in den Vordergrund zu rücken.

Gebärende bei starkem Schmerzempfinden der Wehen aufzufordern das Bett zu verlassen.

In den Kreißsälen finden sich die verschiedensten Gebärhocker. Hebammen setzen als Geburtspositionen neben dem Hocker die tiefe Hocke, den aufrechten Stand oder auch den Vierfüßler ein. Der Einsatz der unterschiedlichen Positionen hängt sowohl von der Frau als auch vom Geburtsfortschritt ab. Sollte die Geburt eher protrahiert verlaufen, so wird die Hebamme die Gebärende immer wieder ermutigen sich außerhalb des Bettes zu bewegen. Auch bei Frauen die im Kreißbett liegen und zunehmend jammern, wird die Hebamme versuchen diesen Kreißlauf zu durchbrechen, indem sie die Frau ermutigt verschiedene Stellungen auszuprobieren, wie z. B. auf dem Gymnastikball zu sitzen. Schmitz betrachtet vor dem Hintergrund seiner Auffassung vom *Wohnen als einer Kultur der Atmosphären* die unterschiedlichen Positionen und vergleicht sie miteinander.[357] In seinen Ausführungen stellt das Sitzen die Position dar, in der wir unsere Konzentration im Vergleich zum Liegen oder Stehen voll sammeln können. Wir sind in dieser Position den Anmutungen nicht einfach passiv ausgeliefert und behalten in dieser Position unsere Lage eher im Griff. Im Sitzen entspannt sich das leibliche Befinden ohne vollständig darin aufzugehen. Das Stehen erfordert nach Schmitz im Vergleich dazu die größere Konzentration.

Ist für eine Gebärende bezogen auf die Ökonomie des Leibes die Richtung von großer Bedeutung, so ist leiblichtherapeutisch gesprochen die Geburtsposition des Stehens eher sinnvoll, da die leiblichen Richtungen aus dem Stand sofort aktiviert werden können. In diesem Zusammenhang ist die Frage nach der Aktivität bedeutsam. Welche Aktivität hat die Frau bzw. welche benötigt sie? Ist die Frau zum Beispiel eher passiv und für den Geburtsfortschritt wäre Aktivität eher angebracht, so wäre das Stehen indiziert. Stehen bedeutet für das leibliche Befinden, dass Richtungen und Bewegungen aus dem Stand aktiviert werden können. Ist die Frau eher unruhig und wäre eine ruhigere Zugangsweise zur Geburt sinnvoll, so ist das Stehen kontraindiziert, da es für die kontemplative Selbstbetrachtung ungünstig ist. Leibtheoretisch betrachtet sind die oben genannten therapeutischen Aktivitäten sinnvoll.

---

357 Vgl. im Folgenden Soentgen 1998, 77–79.

6.1.12 Kindsgeburt und leibliche Kommunikation

Im Kreißsaal ist immer wieder beobachtbar, dass Frauen sich unmittelbar nach der Geburt des Kindes in völliger Gelöstheit, Inaktivität und Entspanntheit befinden. Sie scheinen in diesem Moment ent-rückt. Aus leibtheoretischer Perspektive befinden sie sich in der leiblichen Kommunikation der Ausleibung im Sinne von Ausströmen, Versinken und Sich-Verlieren.[358] Die Konzentration auf die Geburtswehen – oder leiblich gesprochen die Zusammenfassung auf ein Thema – entfällt schlagartig mit der Geburt des Kindes und es kommt (nach der Enge des Geburtsschmerzes) zu einem Fallen in die Weite. Bei einigen Frauen ist postpartal zu beobachten, dass sie erst nach einigen Minuten wirklich Kontakt zu ihrem Kind aufnehmen können. Andere wiederum sind auf eine andere Weise leiblich affiziert, sie zeigen im schmitzschen Sinne eindeutige Gebärden und es kommt zur leiblichen Kommunikation.

6.2 Fallvignette

Neben den oben beschriebenen geburtshilflichen Kernsituationen wird nun eine Fallvignette analysiert. Die Fallvignette[359] dient dazu, dass in der Literatur verankerte charakteristische Phänomen aus Kapitel 1 in Form des Diffusen, Nebulösen bzw. nicht Greifbaren konkreter zu fassen. Hierzu wird ein beobachtbares Phänomen aus dem Hebammenbereich herangezogen. Manche Hebammen äußern während des Geburtsprozesses oder nachher, was sie spüren, und umschreiben ihr Gefühl häufig damit, sie hätten ein ungutes Gefühl gehabt. Die Hebammen formulieren im Geburtsprozess Sätze wie: *Hier stimmt was nicht.* Dieser Sachverhalt soll exemplarisch für das Diffuse und Nebulöse stehen. Diese Feststellung ist gerade immer wieder bei Übergaben zu vernehmen und soll aus diesem Grund ebenfalls mit einbezogen werden. Die Schilderungen der Hebammen beziehen sich in diesem Zusammenhang teils auf das eigene Gespür und teils auf das Spüren der Gebärenden. Aus diesem Grunde wurden im Vorfeld Hebammen gebeten einen entsprechenden authentischen Fall niederzuschreiben. Im Anhang findet sich nur

358 Siehe hierzu auch den Film Natürliche Geburten, Korbei/Adam 1997.

359 Fallvignette im Anhang – Im Fließtext werden nachfolgend die ausführlichen Textpassagen aus der originalen Fallvignette eingerückt und kursiv gesetzt.

eine exemplarisch ausgewählte Fallvignette, da im Fokus dieser Arbeit nicht die Analyse der Fallvignetten steht, sondern ausschließlich dieses Phänomen ebenfalls einfließen und unter leibphänomenologischer Perspektive analysiert werden soll.

Kurzdarstellung:

Die Hebamme übernimmt im Nachtdienst eine II. Gravida, II. Para, Z. n. Sectio, SL bei unreifem vaginalem Befund, Wehenabstand alle 10′ (palpatorisch schwach), fraglicher Geburtsbeginn, Aufnahmeuntersuchungen sind vollständig gelaufen und unauffällig.

Obwohl die Frau im Nachtdienst verlegungsfertig zur Station gehen könnte, macht die Hebamme sich aufgrund der starken Geräuschkulisse der Frau selbst einen Eindruck und setzt sich zu ihr. Sie kommt, nachdem sie die Frau untersucht hat, zu dem Ergebnis, dass die palpierte Wehenstärke und die Äußerungen der Frau sich nicht mit dem beobachtbaren Schmerzempfinden und den Äußerungen der Frau decken – wobei unklar bleibt, ob die Frau nicht einfach als besonders schmerzempfindlich einzustufen ist, da auch der vaginale Befund eher unreif ist. Die Hebamme beginnt mit der Frau und deren Partner ein Gespräch über diesen Zustand. Hierbei wirkt die Frau ängstlich und auch die Hebamme spürt trotz langjähriger Berufserfahrung Unruhe. Die Hebamme drängt auf eine Sectio, obwohl sich hierfür keine eindeutige Indikation stellt. Im Verlauf der Sectio wird eine Ruptur festgestellt.

⇨ Ausführliche Version siehe Anhang.

Analyse der Fallvignette

Betrachtet man den geburtshilflichen Kontext so fällt auf, dass die Hebamme schon zu Beginn ihres Dienstes spürt, dass etwas nicht stimmt. Es kann vermutet werden, dass sie durch die Geräuschkulisse der Frau zu Dienstbeginn beim Betreten des Kreißsaals affektiv betroffen wurde. Obwohl der Nachtdienst beginnt, der Kreißsaal leer ist und die Hebamme sich hinlegen könnte und sie dies auch von der Kollegin eindeutig signalisiert bekommt, tut sie es nicht.

Sie geht stattdessen zu der Frau, setzt sich neben sie, berührt und untersucht sie. Die geburtshilfliche Relevanz des Instrumentes dieser taktilkinästhetischen Berührung durch die Hebamme liegt in der Befunderhebung. Zugleich ist sie leibliches Spüren und Kommunizieren.

Noch bevor es zu einem konkreten Gespräch zwischen dem Paar und der Hebamme kommt, hat ein Einlassen auf die Leiblichkeit der Frau durch die Hebamme stattgefunden. Aufgrund der affektiven Betroffenheit der Hebamme lässt sich auch verstehen, warum sie trotz einwandfrei beobachtbarer Parameter (einwandfreies CTG, unreifer vaginaler Befund) nicht von ihrem leiblichen Spüren und Kommunizieren ablässt. Das vormals Diffuse – hier leibliche Spüren – wird handlungsleitend.

In der Fallvignette kommt es bei der Gebärenden zu einem Gefühl der Angst, obwohl sie selbst die Schmerzen als nicht stark angibt.

> Auf die Frage, ob die Wehe schmerzhaft gewesen sei, sagte sie, dass die Wehe selbst nicht so schlimm sei, das werde schon sicher noch stärker werden.

Auch sonst scheint die Frau kein übertrieben ängstlicher Mensch zu sein.

> Er teilte mit Nachdruck mit, er kenne seine Frau so verunsichert überhaupt nicht. Sie stehe sonst mit beiden Beinen im Leben, habe eine bodenständige Art, eine grundsätzliche eigene Sicherheit und packe Probleme erst einmal an und sie schätze sie als zu bewältigen ein.

Und auch der Geburt sieht sie bisher positiv entgegen.

> … habe sich jetzt gefreut eine normale Geburt zu erleben.

Es fällt auf, dass die Gebärende *ein Gespür für sich* hat. Die Hebamme nimmt das auch zur Kenntnis und als (leibliches) Spüren ernst. Ferner versucht sie nachzuempfinden, was die Frau spürt. Die Wehen entsprechen nicht dem, was die Gebärende an Missempfindungen äußert und zwar nicht, weil die Frau *falsch empfindet*, sondern weil tatsächlich *etwas falsch läuft*. Nach kurzer Zeit der Betreuung nimmt das affektive Betroffensein der Hebamme zu.

> Bei mir gingen alle Alarmanlagen an.

Die Hebamme schildert ihr Spüren mit der Umschreibung:

> Mir kam die Situation komisch vor.

Neben dem Palpationsbefund und der differentialdiagnostischen Einschätzung der Bandl-Furche und Einschätzung der Druckempfindlichkeit kommt das leibliche Spüren ergänzend hinzu. Die Hebamme bringt in dieser Situation objektiv beschreibbare Sachverhalte, medizinische Parameter und den atmosphärischen Gehalt zusammen. Solange sie sich kein klares Bild über den Geburtsverlauf machen kann, steht sie vor einer unexplizierten Situation. Ab einem gewissen Punkt hilft es nicht mehr weiter, immer neue Befunde zu erheben, sondern sie muss versuchen, sich auf die Situation einzulassen und die subjektive mit der objektiven Ebene zusammenzubringen.

Analysiert man dieses Vorgehen der Hebamme mit dem schmitzschen Atmosphärenbegriff wird nicht das Ding an sich in Form des Tastbefundes in das Zentrum gestellt, sondern das *Dazwischen und seine spezifische* Qualität.[360]

Der Leib der Hebamme (Ökonomie des Leibes) ist in die atmosphärischen Bestandteile der Umgebung eingebettet und affektiv betroffen bzw. ergriffen. Diese Qualität wird von der Hebamme anerkannt und kann mit dem Atmosphärenbegriff hervorgehoben werden. Daher sind ihre Sorge oder Unruhe verständlich.

> Mir kam die Situation komisch vor.

Und auch ihre Handlungen sind nachvollziehbar.

> Ich bat die Assistenzärztin den Chefarzt … anzurufen und zu informieren.

Der Geburtsablauf und die Maßnahmen unter der Geburt können von den *subjektiven Tatsachen* der Frau dominiert werden. Das Verständnis der Geburtshilfe – im dargelegten Sinne – einschließlich der Achtung der subjektiven Befindlichkeiten ist kongruent zu den leibphänomenologischen Betrachtungen. Legt man den leibphänomenologischen Ansatz zugrunde, so erhält die gelebte geburtshilfliche Praxis der Hebamme einen Sinn. Die binnendiffuse Bedeutsamkeit darf sich in dieser Situation präsentieren, d. h. ganz ohne in einzelne Bedeutungen zerlegt zu werden. Die geburtshilfliche Situation bietet

360 Vgl. Soentgen 1998, 72; 104; 112; 177.

einen vielsagenden, bedeutungsvollen Eindruck von einem Phänomen, dass sich ansonsten einer Fixierung und Explikation entzieht.[361]

Leibphänomenologisch läge der Sitz für die geburtshilfliche Praxis somit weder im Körper noch in der psychosozialen Betreuung oder der Seele, sondern im Bereich des eigenleiblichen Spürens. Aus dieser Perspektive bekommt die Praxis im Hebammenwesen eine neue Bedeutung.

Wie auch in dieser Fallvignette, spüren und beschreiben Hebammen im Geburtsverlauf wenn sie ein *ungutes Gefühl* haben. Sie berichten nachher, dass sie sich auf ihr Gefühl verlassen konnten, es sie nicht getrogen hat. Zwischen der Gebärenden und der Hebamme bestehen demnach Atmosphären, die tief in das Dasein beider eingreifen. Atmosphären greifen also nicht nur in unser Bauen, Dichten, Malen und Arbeiten ein, sondern eben auch in das Gebären!

361 Vgl. Kluck 2008, 32.

7 Fazit

Die Hebammenkunst ist mit Technisierungs- und Medikalisierungsentwicklungen konfrontiert, die ihren Prozess bis in Innere bestimmen. Will man lediglich das Outcome des Fötus aus dem Uterus in die Wege leiten, mag ein gegenständliches Erkennen ausreichen. In Geburtsprozessen kommt jedoch die Herrschaft des mechanistischen Paradigmas an seine Grenzen, wenn zwanghaft versucht wird Entspannung oder auch Loslassen zu *erzeugen*. Hier tritt die Bedeutung des Leibes deutlich hervor. Der aus scheinbar reparablen Teilen zusammengesetzte Körper verdeckt unser ursprüngliches Leibsein; unter der Geburt tritt deutlich zu Tage, dass das Leibsein heute grundsätzlich in die subjektive Innenwelt abgedrängt wurde und das Erspürte zu Irritation führt.

Es kann als Ausdruck der Leibvergessenheit angesehen werden, dass der Gebärendenkörper fortwährend beobachtet wird, um seine Anfälligkeiten und Unzuverlässigkeiten der rationalen Kontrolle zu unterwerfen. Zurzeit steht das Hebammenwesen unter dem Einfluss reduktionistischer Vergegenständlichungsweisen und falscher Dichotomien. Solange Wahrnehmung als Werkzeug begriffen wird, das vornehmlich oder ausschließlich der Vermittlung gegenständlicher Erkenntnis dient, scheint das Thema leibliche Kommunikation und Atmosphären – sofern man es überhaupt bemerkt – nur irritierend.

Das Ideal von der völligen Unbeteiligtheit des Wahrnehmenden im Prozess der Wahrnehmung setzt voraus, dass das Subjekt sich logisch und praktisch von der affektiven Inanspruchnahme abtrennen lässt. Der theoretische Ausschluss der affektiven Betroffenheit aus der Wahrnehmungsdiskussion im Hebammenwesen scheint ein Trugschluss zu sein.

Stattdessen ist Leiblichkeit ein nicht abgrenzbarer Modus unserer Existenz. Er ist selbst an der Konstitution aller Phänomene mitbeteiligt. Die Bedeutung vor-sinnlicher und sinnlicher Verfasstheit tritt gerade im Geburtsprozess deutlich hervor. Dieser ist ein Lebensabschnitt, der sich kognitiv nicht steuern lässt. Entgegen dem klassischen Ideal der Vergeistigung des Menschen, welches zur Flucht aus der Leiblichkeit motiviert hat[362], sind jedoch gerade Akte

362 Vgl. Böhme 2001, 180.

wie die der Geburt kaum entleiblicht zu gestalten. Geburt bleibt (zurzeit noch) an die Bedingungen (vor-)sinnlicher Existenz gebunden, da zum Menschsein auch (vor-)sinnliche Erfahrungen gehören. In Kapitel 6 konnte dargelegt werden, dass leibliche Kommunikation im geburtshilflichen Kontext – auch wenn kaum darauf geachtet wurde – permanent stattfindet. Wenn Geburt ein prozesshaftes Geschehen ist und Frauen sich in den Prozess ein- und fallen lassen können (Odent/Privacy), dann ist dies nur möglich, wenn man der Leiblichkeit der Frau Raum gibt.

Die Maßnahmen, die im Hebammenwesen angewendet werden, hatten bislang kein geeignetes begriffliches Instrumentarium und konnten auch nicht in den Zusammenhang unseres rationalisierten Weltverständnisses eingeordnet werden. Der als defizitär erlebten naturwissenschaftlichen Ausrichtung wurde bisher jedoch auch kein theoretisches Fundament entgegengesetzt. Demgegenüber sind Veränderungsprozesse im Hebammenwesen aktuell auf der Ebene der Strukturmerkmale in der Grundausbildung (Fächerintegration, Modularisierung, Kompetenzorientierung usf.) und im Weiterbildungsbereich (beispielsweise Evidenzbasierung) sowie auch in der Bachelorisierung (beispielsweise Duales Studium) erkennbar. Die vorliegende Arbeit legt eine andere Herangehensweise und ein anderes Verständnis zugrunde. Dieses zeigt sich in einem ersten Ansatz, die geburtshilflichen Phänomene und originären Tätigkeiten zu beschreiben und theoretisch zu unterfüttern. Es wurde der Versuch unternommen, eine Erfahrungsdimension ernst zu nehmen, für deren Benennung im Hebammenwesen kein Wort zur Verfügung steht.

Das Lebenswerk von Schmitz enthält schon deshalb eine Einladung an das Hebammenwesen, weil es eine Philosophie entwirft, die die Möglichkeit eröffnet das eigene *Spüren* der Hebamme und der Gebärenden einmal *anders*, nämlich vom Leibe her zu bestimmen. Mit dem vorliegenden Ansatz werden sowohl die subjektiven Tatsachen der Gebärenden als auch der Hebamme rehabilitiert. Die schmitzsche Theorie der Leiblichkeit ermöglicht dem Hebammenwesen das Proprium, den Leib ins Zentrum zu rücken und zu explizieren.

Die (vorbehaltenen) Tätigkeiten im Hebammenwesen implizieren die Möglichkeit eigener Theorien – diese Sichtweise wurde bisher nicht aufgegriffen.

Hebammen nutzen unter der Geburt häufig einen *aufmunternden* Blick, eine *sanfte* Stimme, den gezielten Einsatz der Atmung oder auch *Körper*kontakt, z. B. in Form einer Kreuzbeinmassage. Leiblich gesprochen greifen sie über diese Maßnahmen in die leibliche Ökonomie der Frauen ein. Auch beim Einsatz des Gymnastikballes oder beim Beckenkreisen im Reiterstand findet sich der von Schmitz thematisierte gemeinsame Rhythmus. Leibliches Spüren findet ferner auch über Berührung in der Haptonomie oder der Fußreflexzonentherapie statt. Unter der Geburt können Gebärende und auch Hebammen leiblich spürbar von Atmosphären ergriffen und in ihrem leiblichen Befinden beeinflusst werden.

Unter der Geburt kommt insbesondere die Bedeutung der Umfriedung zum Tragen. Die Möglichkeit das *Drinnen* von einem *Draußen* abzuschirmen wirkt gerade im Geburtsprozess und bietet der Gebärenden einen geburtsförderlichen Schutz. Ferner ist, je nach der Wahl des Gebärortes, auch hier die Züchtung eines speziellen Binnenklimas möglich, das affektiv betroffen machen kann. Einflussgrößen können u. a. Farbgestaltung oder das Sichtbarwerden medizinisch-technischer Instrumente und Apparate sein. Das *Dazwischen im Kreißsaal* kann mit dem Atmosphärenbegriff hervorgehoben und sprachlich zur Geltung gebracht werden.

Die Anerkennung des Atmosphärenbegriffs vermag einen Beitrag auf die Begrenztheit in geburtshilflichen Situationen zu leisten. Somit besteht ein Zusammenhang zwischen leiblicher Kommunikation und Atmosphären im geburtshilflichen Kontext.

Leibtheoretisch betrachtet, sind die therapeutischen Aktivitäten der Hebammen sinnvoll und begründbar. Wenn die Hebamme ihre Leiblichkeit und das gemeinsame Spüren mit der Frau sowohl auf der Ebene der leiblichen Kommunikation als auch von Atmosphären negiert, so können die ergänzenden Erkenntnisse – wo das medizinische Handeln zu kurz greift – nicht mit in den Geburtsprozess einfließen.

Das Proprium im Hebammenwesen ist der Leib. Die Entwicklung und das Werden im Hebammenwesen ist mit naturwissenschaftlichem Reduktionismus alleine nicht zu schaffen. Ebenso wenig führt jedoch die radikale Absage an die (medizinische) Tradition weiter. Deshalb kann die Lösung nur in einem intensiven Bemühen um kritische Aneignung der Tradition liegen, mit dem Ziel, gegenüber diesen so übermächtigen wie unbefriedigenden Einflüssen einen Standpunkt der Mündigkeit zu erlangen. Es bleibt abzuwarten, ob das Hebammenwesen sich von der reduktionistischen Denkweise emanzipiert und vermehrt modernen philosophischen Denkfiguren wie dem schmitzschen Leib Geltung verschafft.

Dieser Ansatz eröffnet einen neuen Zugang und ein anderes Verständnis für die Handlungsweisen der Hebammen. Mit ihm lassen sich geburtshilfliche Phänomene darstellen und begründen, Maßnahmen können auf ein anderes Fundament gestellt und neue Perspektiven erschlossen werden. Somit bildet die leibtheoretische Perspektive einen möglichen Ansatz, die Hebammentätigkeit angemessen abzubilden. Neben der leibtheoretischen Fundierung von geburtshilflichen Situationen und Handlungsweisen kann der beschriebenen Theorielosigkeit begegnet und der Hebammentätigkeit eine eigene Sprache verliehen werden. Auf der Grundlage des leibtheoretischen Ansatzes ist es legitim, dass Hebammen ihrem leiblichen Spüren mehr Beachtung schenken. Auch wenn die Hebamme versucht nachzuempfinden, was die Frau spürt, können solche Handlungsweisen mit diesem Ansatz in einem neuen Licht betrachtet werden.

8 Ausblick

Das Hebammenwesen befindet sich gegenwärtig in einem Dilemma. Es hat einerseits unbestreitbar an Kompetenz gewonnen, indem es neben der Hinzuziehungspflicht und tradiertem Wissen auch zaghafte Anfänge einer wissenschaftlichen Fundierung vorzuweisen hat. Die geburtshilflichen Konzepte der außerklinischen Geburtshilfe werden integriert und produzieren gute Ergebnisse, gleichzeitig wird innerhalb eines partnerschaftlichen Verhältnisses auf die Bedürfnisse der Frauen eingegangen. Auf der anderen Seite beschäftigt sich das Hebammenwesen aber auch permanent mit der Frage, was denn die hebammenfachliche Eigenart ausmacht, wenn fundamental mit den methodischen Angeboten medizinischer Entwürfe operiert wird, die sich erklärtermaßen nicht hebammenfachlich definieren. Methode und Menschenbild, medizinisches Instrumentarium und hebammenfachliche Fundamente sind in Theorie und Praxis zurzeit nur annähernd deckungsgleich.

Böhme kritisierte schon 1980 den einen vorherrschenden Wissenschaftstypus (*Typus von Rationalität*) und merkt an, dass jede sich neu kreierende Wissenschaft der neuzeitlichen Wissenschaft hinterher eilt um konkurrenzfähig zu sein. Die Schwierigkeit liegt nach Böhme darin, dass keine hinreichende Klarheit darüber besteht, was überhaupt als Alternative gesucht wird.[363]

Hebammen haben bisher in ihrem alternativ gelebten Praxisfeld dem Leib und dem Spüren – ohne theoretische Vorkenntnisse – eine Bedeutung beigemessen. Mit der Leibphänomenologie kann erstmals zum Vorschein kommen, was die Schwangerschaft und die Geburt leiblich gesehen auszeichnet. Das Originäre im Hebammenwesen wird fassbar und kommunizierbar.

Historisch betrachtet kam es mit der Verschulung der Ausbildung für die Hebammen zu einer partiellen Abhängigkeit gegenüber den Medizinern, da sie ein Wissen erwerben mussten, das sie nicht selbst erzeugen konnten (anatomisches Wissen).[364] Das Wissen der leiblichen Kommunikation können die Hebamen nun selbst erwerben und systematisieren.

363 Vgl. Böhme 1993, 13.

364 Vgl. Böhme 1993, 48; siehe weiterhin Duden 1991.

Leiblichkeit ist dabei für Schwangere/Gebärende und Hebammen eine zugleich alte und neue Dimension im geburtshilflichen Kontext. Hierbei geht es zukünftig nicht darum, andere Sichtweisen (wie z. B. die der Psychosomatik) abzuschaffen, sondern eine alte und zugleich neue Dimension hinzuzufügen und hierdurch zu neuen Erkenntnissen zu gelangen. Das Hebammenwesen würde mit diesem rationalitätskritischen Ansatz zukünftig in die Lage versetzt, Lücken begründet zu schließen bzw. sich neue Herangehensweisen zu eröffnen.

Nicht das leibliche Spüren und die leibliche Kommunikation zwischen Gebärender und Hebamme sind neu, sondern die theoretische Unterfütterung. Man darf gespannt sein, ob das Hebammenwesen zukünftig auch auf der Theorieebene eine Anwaltschaft für Sinnlichkeit und Leiblichkeit darstellt.

Die Grundlagen sind von der Leibphilosophie vorbereitet worden, die Umsetzung muss das Hebammenwesen selbst vollziehen. Die Umrisse der Leibphänomenologie lassen sich nicht allein durch philosophische Reflexionen einholen, sondern sie verlangen eine erfahrende, experimentelle Auseinandersetzung mit ihren Eigengesetzlichkeiten, ihrem Eigensinn und ihren spezifischen Potenzialen und Grenzen.

Glossar

Ästhetik

Beim klassischen Verständnis von Ästhetik steht das Urteil über schön und nichtschön im Vordergrund. Schönheit wird an Aspekten wie Proportionen, Symmetrie und Harmonie festgemacht. Diese Interpretation versteht sich in Abgrenzung zur Neuen Ästhetik (Aisthesis) als Theorie intellektueller Beurteilung (Beurteilungsästhetik), bei der die sinnliche Erfahrung des Menschen vernachlässigt wird. ⇨[1] Böhme 2001

Affektives Betroffensein

Bei der affektiven Betroffenheit stehen die subjektiven Tatsachen – in Abgrenzung zu den objektiven Tatsachen – im Vordergrund. Über die subjektiven Tatsachen des affektiven Betroffenseins kann jeder nur im eigenen Namen aussagen. Im Vordergrund steht, was diese Person spürt und empfindet. Dieses Spüren und Empfinden macht den Reiz des Lebens aus. Demgegenüber kann über die objektiven Tatsachen zwar jeder aussagen aber sie geben immer nur einen kleinen Ausschnitt und verblassten Rest der subjektiven Tatsachen wieder. ⇨ Schmitz 2005; Schmitz 2005a

Aisthesis

Aisthesis oder Neue Ästhetik ist die allgemeine Wahrnehmungslehre, bei der die Wahrnehmung nicht mit den gängigen Mitteln der Psychologie, Neurophysiologie oder Phänomenologie betrachtet werden soll. Bei der Untersuchung menschlicher Wahrnehmung geht es darum, bestimmte Grundvoraussetzungen des neuzeitlichen Weltbildes und der dazugehörigen Wissenschaften zu problematisieren und die Sinnlichkeit wieder neu ins menschliche Selbstverständnis mit aufzunehmen. Atmosphären bezeichnen ihren Grundbegriff, da sie für das Be- und Empfinden von uns Menschen entscheidend sind. Sie kennzeichnen die gemeinsame Wirklichkeit von Wahrnehmendem und Wahrgenommenem. Das Feld der Aisthesis ist die *Wirklichkeit* – in Abgrenzung zur Realität. ⇨ Böhme 1995; Böhme 2001; Welsch 2003

1 Der Pfeil (⇨) symbolisiert weiterführende Literatur.

Alphabet der Leiblichkeit

Der Philosoph Hermann Schmitz hat verschiedene leibliche Qualitäten und Intensitäten wie Enge und Weite, Spannung und Schwellung in seinem Leiblichkeitsalphabet zusammengestellt. Dessen Plausibilität und Wert kann jeder am eigenen leiblichen Erleben überprüfen. Das vorherrschende Konzept im Leib ist Enge. Nach Schmitz ist Sucht beispielsweise die Suche nach Weite – oder anders formuliert – beim Rausch oder bei der Euphorie erleben wir Weite. Unter leibtherapeutischen Gesichtspunkten heißt folglich die Frage, ob man das Bedürfnis nach Weite auch anders einlösen kann. ⇨ Schmoll/Kuhlmann 2005

Atmosphäre

Atmosphären haben sowohl in der Neuen Ästhetik als auch im Bereich der Leibphänomenologie Bestand. Es handelt sich um die leiblich spürbare Anwesenheit eines Menschen oder eines Dinges und ist nicht mit dem meteorologischen Verständnis zu verwechseln. Atmosphären beeinflussen das leibliche Befinden eines Menschen und sind als diffuse Hintergründe von unseren menschlichen Handlungen wirksam. Aufgrund der Atmosphäre, die von einem Menschen ausgeht, lassen wir uns auf ihn ein oder auch nicht. Hierbei geschieht das leibliche Spüren von Atmosphären (atmosphärisches Spüren) in Abgrenzung zur psychologischen Wahrnehmung nicht über die Sinne. Spüren wird verstanden als *vor*-sinnliche Wahrnehmung, welche nicht unmittelbar auf die Sinne angewiesen ist. Das Phänomen des Atmosphärischen ist einem in der Alltagserfahrung durchaus vertraut und die Charakterisierung von Atmosphären sehr differenziert möglich: Die heitere Stimmung eines Morgens oder der Sonnenuntergang wirken atmosphärisch auf uns ein. Geraten wir in eine Atmosphäre hinein, so wird dies auch sprachlich deutlich: wir werden von Trauer oder Freude er-griffen, be-troffen, hin-gerissen oder auch über-wältigt. Somit kann es auch vorkommen, dass wir eine Stimmung – egal welcher Art – haben und in eine zu unserer eigenen konträre Atmosphäre hineingeraten und umgestimmt werden. ⇨ Böhme 1995; Soentgen 1998; Mahayni 2002

Befindlichkeit

Ein Spüren der eigenen leiblichen Anwesenheit. Hiermit steht die eigene Empfindung und nicht die Dinge, die man wahrnimmt, im Vordergrund. ⇨ Böhme 2001

Dualismus

Zerlegung des Menschen in Pole wie Körper–Geist, Geist–Seele, Körper–Psyche, Natur-Kultur, Es-Ich usf. Die Problematik dieser Weltanschauung wurde in der Philosophie schon früh erkannt und mit der Zerlegung des Menschen charakterisiert. Hier wird von einem favorisierten Dualismus gesprochen, der sich u. a. in der Psychologie (vgl. Es, Über-Ich) genauso wie in den Kommunikationstheorien (vgl. Transaktionsanalyse) wiederfindet. ⇨ Fuchs 2008

Einleibung

Unter Einleibung versteht man, dass Gegenstände, Tiere oder Personen, die nicht zum eigenen Leib gehören, in das Befinden eingreifen können. Da wir uns in unserem Leib vorherrschend in einem Gefühl der Enge befinden, streben wir nach Weite. Gerade bei der Einleibung durch Klatschen, Trommeln, das Streicheln einer Katze, Reiten, Tanzen oder Löffelchenliegen entsteht ein sich bildendes übergreifendes leibliches Gefüge (Quasi-Leib). Es ist auch sehr leicht beobachtbar, wenn beispielsweise jemand in einer Besprechung mit einer Hand nach seiner (vermeintlich – da üblicherweise) auf den Kopf gesetzten Lesebrille greift. Die auf den Kopf gesetzte Lesebrille wird einverleibt und nicht mehr gespürt. So wie die Kleidung; diese spüren wir noch beim Überstreifen und eine kurze Zeit danach, bis sich die Textilien nicht mehr vom Leib abheben – es sei denn, sie sind zu eng. ⇨ Schmitz 1992; Schmitz 1995; Soentgen 1998; Uzarewicz/Uzarewicz 2005

Entleiblicht

Aufgrund der historisch gewachsenen Rationalitätsbetonung steht die Vernunft bzw. der Intellekt im Alltag von uns Menschen im Vordergrund, sodass den leiblichen Regungen und Spüren keine Bedeutung zu kommt. ⇨ Schmitz 1992; Fuchs 2000; Fuchs 2008; Seelinger 2003; Gahlings 2006

Leib

Der Begriff des Leibes ist der deutschen Sprache eigen und steht für alles das, was ich spüre. In Abgrenzung dazu steht der Begriff des Körpers. Den Körper kann ich sehen, berühren, empfinden oder mit Leukos, CRP und Röntgenbildern vermessen. Der Leib ist das, was sich mir aufdrängt, was mich betroffen macht. Es ist ein phänomenal Gegebenes und entzieht sich meiner Willkür. Der Leib ist unhinterfragbar gegeben. Er ist kein Gegenstand sondern das Vermögen, das mir die Welt eröffnet. Ich kann den Leib nie als Ganzes vor meinen Blick, vor mein Bewusstsein bringen. Die eigenleiblichen Empfindungen beziehen sich auf Hunger, Durst, sexuelles Verlangen, aber auch Angst oder Schreck, Ekel oder Müdigkeit. Der Leib ist Vermittler zwischen der Natur- und Kulturseite des Menschen. Mit der Betonung des Leibes erhalten die unwillkürlichen Lebenserfahrungen Bedeutung. ⇨ Schmitz 1992; Uzarewicz/Uzarewicz 2005; Gahlings 2006; Fuchs 2008

Leibesinseln

Der Begriff gibt wieder, dass unsere leiblichen Regungen und das, was wir spüren, nicht durch das Organschema erfasst werden kann. Der Körper ist durch anatomische Organabbildungen wieder zu geben, der Leib und die leiblichen Regungen durch Leibesinseln. Ihr Wesen ist nicht starr, sondern flexibel und labil.
Schmitz tritt als Gegner der Theorie von sogenannten Organempfindungen auf, da das, was wir bei Hunger oder dem Eisprung spüren, nicht unbedingt identisch mit den Organen des Körpers ist. ⇨ Hauskeller 1995; Gahlings 2006

Leibliches Spüren

Der Mensch verfügt neben Sehen, Hören oder Tasten über ein unmittelbares Spüren, welches nicht an die Sinne geknüpft ist. Dieses Spüren ist leiblich und nicht durch scharfe Konturen, wie bei der Region des Körpers, gekennzeichnet. Wenn wir z. B. Hunger verspüren, betrifft dies bestimmte sich ausbreitende, bildende und umbildende Regionen in unserem Leib. Diese kennzeichnet Schmitz als die sogenannten Leibesinseln. Des Weiteren hat Schmitz dem eigenen Spüren – welches im Alltag nicht sprachlich gefasst wird, eine eigene Sprache verliehen. Mit dem Leiblichkeitsalphabet lassen sich leibliche Regungen konkret schildern. ⇨ Gahlings 2006

Leiblichkeitsalphabet

siehe Alphabet der Leiblichkeit

Leibphänomenologie

Die Leibphänomenologie rückt den Leib ins Zentrum des Interesses, da Leiblichkeit ein nicht abgrenzbarer Modus unserer Existenz ist. Leib steht für alles das, was ich spüre – hingegen ist mein Körper für andere sicht- und vermessbar. Den Phänomenen des Leibes wendet sich die Leibphänomenologie zu. ⇨ Fuchs 2000

Leibphilosophie

Eine Philosophie, die „vom Leibe her" den Menschen und seine Beziehung zu Mitmenschen und der Welt zu bestimmen versucht – versus eine Rationalitätsbetonung. Der Begründer der Leibphilosophie, Hermann Schmitz, wendet sich gegen die *positiven Wissenschaften*, da sie ausschließlich nach *objektiven Tatsachen* forschen und die Verallgemeinerbarkeit im Zentrum steht. ⇨ Fuchs 2000; Uzarewicz/Uzarewicz 2005; Uzarewicz 2005a

Phänomen

Unter Phänomen wird grundsätzlich alles verstanden, was sich (an mir selbst) zeigt. Zu einer Zeit zeigt sich dem Betroffenen ein Sachverhalt, dem dieser sich nicht entziehen kann. Ein Phänomen ist also relativ bezogen auf den betroffenen Menschen und die zeitliche Frist: bei der Gebärenden beispielsweise die Unruhe in der Übergangsphase oder die geänderte Geräuschkulisse bei beginnendem Presswehen. Phänomene werden in der Medizin vom Arzt auf Symptome reduziert, um die Eindrücke einer Krankheit zuordnen zu können. Aber gerade bei dem existenziellen Vorgang der Geburt stehen nicht funktionelle Krankheitssymptome im Vordergrund und Geburt kann nicht als geradliniger Prozess verstanden werden. Hier ist eine Vermittlung zwischen objektiver und subjektiver Ebene, zwischen Phänomen und Symptom notwendig. Es bleibt bei Phänomen nur die Hoffnung, aber nicht die Sicherheit, dass ich mich mit anderen über ein Phänomen verständigen kann. ⇨ Schmoll/Kuhlmann 2005; Schmitz 2005, Schmitz 2005a; Kraus 2005

Quasi-Leib

Siehe Ausführungen zur Einleibung

Realität

Im philosophischen Verständnis von Realität – in Abgrenzung zu dem Begriff Wirklichkeit – beschäftigt sich Realität (nur) mit dem Dinglichen, Stofflichen. In Abgrenzung zur Wirklichkeit ist Realität das dinglich Gegebene, welches durch Vermessen beispielsweise zu erfassen ist. ⇨ Böhme 2001

Situation

Wir Menschen sind unentwegt in Situationen eingebunden, die uns leiblich betreffen. Situationen sind nach Schmitz von vielsagenden Eindrücken geprägt. Sie sind nicht durch die Summe von Konstellationen zu erfassen. Situationen haben ihre Konturen im Diffusem, da sie das Merkmal der Unfassbarkeit aufweisen. Der Begriff der Situation umfasst den Zusammenhang zwischen objektiv beschreibbarem Sachverhalt, medizinischen Parametern und dem atmosphärischen Gehalt. Solange die Hebamme sich kein klares Bild über den Geburtsverlauf machen kann, steht sie vor einer unexplizierten Situation. Ab einem gewissen Punkt hilft es nicht mehr weiter, immer neue Befunde zu erheben, sondern sie muss versuchen, sich in die Situation mit der Gebärenden einzulassen und die subjektive mit der objektiven Ebene zusammenzubringen. ⇨ Schmitz 2005; Schmoll/Kuhlmann 2005; Kluck 2008

Subjektive Tatsachen

Siehe Ausführungen zu affektivem Betroffensein

Synästhesien

Synästhesien sind Charaktere von Atmosphären. Synästhesien schreiben Gegenständen eine Eigenschaft zu, die für ihre atmosphärische Wirkung verantwortlich ist. Sie tun dies, in dem Charakterisierungen von Tatsachen durch Ausdrücke von anderen Sinnesgebieten benutzt werden (dunkler Ton, warme Farbe). So stellt Wärme beispielsweise eine grundlegende Erlebnisqualität für uns Menschen dar: wir empfinden sie nicht nur an der Haut sondern auch durch eine „warme“ Farbe (synästhetisch) oder einen „warmen“ Empfang (atmosphärisch). Synästhesien bedeuten, dass eine gemeinsame Gestaltqualität (Wärme) durch eine übereinstimmende leibliche Resonanz gestiftet wird. Schmitz vermeidet den Begriff Synästhesien – statt dessen spricht er von Charakteren eigenleiblichen Spürens. ⇨ Böhme 1995; Böhme 2001; Fuchs 2008

Vorsinnlich

Vorsinnlich kennzeichnet das leibliche Spüren und betont die Fähigkeit zu spüren vor jeglicher sinnlicher Wahrnehmung. Das psychologische Verständnis von Wahrnehmung ist somit nicht gemeint. ⇨ Schmitz 1992; Seelinger 2003; Uzarewicz/Uzarewicz 2005; Gahlings 2006; Fuchs 2008, 29

Wahrnehmung

Das psychologische Verständnis von Wahrnehmung erfolgt über die Sinne.
Wenn im vorliegenden Kontext von Wahrnehmung die Rede ist, so heißt dies: die Befindlichkeit im Sinne von die Umgebung spürend zu konzipieren. Das atmo-

sphärische Spüren von Anwesenheit ist das grundlegende Phänomen von Wahrnehmung. ⇨ Böhme 2001

Wirklichkeit

Der Begriff der Wirklichkeit bezieht sich nur auf das in der aktuellen Wahrnehmung Gegebene. Wenn im philosophischen Kontext von Wirklichkeit die Rede ist, so steht hier die Wahrnehmung von Atmosphären im Vordergrund. Die Atmosphären sind als ortlos ergossene Gefühlsmächte, eine gemeinsame Wirklichkeit zwischen Wahrnehmendem und Wahrgenommenem. Demgegenüber kennzeichnet der Begriff der Realität das nur Dingliche, das dinglich Dahinterstehende.
Im Bereich der Kunst konnte sich mit der Loslösung von einer ausschließlich stofflichen Betrachtung der Welt ein anderes Wirklichkeitsverständnis bereits etablieren. Hier unterscheidet Josef Albers bereits in den frühen 60er Jahren das Dingliche eines Werkes bzw. den materiellen Träger mit seinen objektiven Eigenschaften und faktischen Tatsachen (factual fact) von der Wirkung auf Raum und Betrachter (actual fact). ⇨ Böhme 2001; Mahayni 2002

Literatur

ANDERMANN, Ulrich/DREES, Martin/GRÄTZ, Frank (Hg.) (2006): Wie verfasst man wissenschaftliche Arbeiten? Ein Leitfaden für das Studium und die Promotion. 3. Auflage. Mannheim

AUSFELD-HAFTER, Brigitte (Hg.) (1999): Intuition in der Medizin. Grundfragen zur Erkenntnisgewinnung. Bern

BAUER, Joachim (2005): Warum ich fühle, was du fühlst. Intuitive Kommunikation und das Geheimnis der Spiegelneurone. 6. Auflage. Hamburg

BAUMGARTEN, Katja (2007): „AnVertraut": Hausgeburtstage. In: Deutsche Hebammenzeitschrift 12/2007. Hannover: 73–75

BAUM-SONNENSCHMIDT, Ruth (1988): Geburtserleichterndes Verhalten. Eine erprobte Anleitung für die werdende Mutter. 2. Auflage. Erlangen

BAVASTRO, Paolo (1999): Die Fähigkeit der Intuition in der Intensivmedizin. In: Ausfeld-Hafter, Brigitte (Hg.): Intuition in der Medizin. Grundfragen zur Erkenntnisgewinnung. Bern:163–178

BAYERISCHES CURRICULUM (1993): Empfehlungen für die praktische Ausbildung. In: BAYERISCHES STAATSMINISTERIUM FÜR UNTERRICHT, KULTUS, WISSENSCHAFT UND KUNST (1993): Lehrpläne für die Berufsfachschule für Hebammen. München

BAYERISCHES STAATSMINISTERIUM FÜR UNTERRICHT UND KULTUS (2002): Lehrpläne für die Berufsfachschule für Hebammen und Entbindungspfleger. 1.–3. Schuljahr. München

BERENDT, Joachim-Ernst (1985): Das Dritte Ohr. Vom Hören der Welt. Reinbek bei Hamburg

BLUME, Angelika (1982): Andere Umstände. Eine Orientierungshilfe für Vorsorge, Geburtsvorbereitung und Geburt. Reinbek bei Hamburg

BLUME, Anna (2003): Scham und Selbstbewusstsein. Zur Phänomenologie konkreter Subjektivität bei Hermann Schmitz. Freiburg/München

BÖHM, Winfried (1997): Entwürfe zu einer Pädagogik der Person. Gesammelte Aufsätze. Bad Heilbrunn

BÖHME, Gernot (1993): Alternativen der Wissenschaft. 2. Auflage. Frankfurt am Main

BÖHME, Gernot (1993a); Die Ekstasen des Dinges. Ontologie und Ästhetik der Dinghaftigkeit. In: Großheim, Michael/Waschkies, Hans-Joachim (Hg.): Rehabilitierung des Subjektiven. Festschrift für Hermann Schmitz. Bonn: 45–64

BÖHME, Gernot (1995): Atmosphäre. Frankfurt am Main

BÖHME, Gernot (2001): Aisthetik. Vorlesungen über Ästhetik als allgemeine Wahrnehmungslehre. München

BÖHME, Gernot (2008): Ethik leiblicher Existenz. Frankfurt am Main

BOHLMANN, Reinhild (2007): Der Damm. Ein besonderes Kapitel in der Hebammenpraxis. In: Hebammeninfo 5/2007. Neustadt/Weinstraße: 26

BORCHERT, Peggy (2007): Hingabe – Übung für Hebammen und geburtshilflich tätige Ärztinnen. In: Hebammeninfo 3/2007. Neustadt/Weinstraße: 28–29

BORRMANN, Brigitte (2006): Schwangerschaft als Risiko oder Chance. In: Impulse. 50/2006. Hannover: 5–6

BUND DEUTSCHER HEBAMMEN (BDH) (1990): Lehrplan für die Hebammenausbildung. Ausarbeitung der theoretischen und praktischen Unterrichtsinhalte nach der Anlage 1 der Ausbildungs- und Prüfungsverordnung für Hebammen und Entbindungspfleger vom 16. März 1987

CLUETT, Elisabeth, R./BLUFF, Rosalind (2003): Hebammenforschung. Grundlagen und Anwendung. Bern

DICK-READ, Grantly (1953): Mutter werden ohne Schmerzen. 2. Auflage. Hamburg

DÖRPINGHAUS, Sabine/ROHRBACH, Christiane/SCHRÖTER, Beate (2002): Ausbildung in Situationen existentieller Bedrohung. Theoretische Analyse und Ergebnisse einer empirischen Studie. Frankfurt am Main

DÖRPINGHAUS, Sabine/SCHRÖTER, Beate (2005): Welchen Namen soll die Hebammenwissenschaft tragen? In: Die Hebamme 4/05. Stuttgart: 206–210

DUDEN, Barbara (1991): Der Frauenleib als öffentlicher Ort. Vom Missbrauch des Begriffs Leben. Hamburg/Zürich

DUDEN, Barbara (1991–1998): Sammlung I – Ausgewählte Schriften und Vorträge 1991–1998. Bremen: 1–156 unter www.pudel.uni-bremen.de/pdf/duden_amm lung.pdf [10.08.2009]

ELDERING, Gerd/VAN REES, Saskia (1999): Im Wasser. Bensberg. Film. Eigenverlag. Bensberg

ELDERING, Gerd (2006): Geburt – Anfang und Ende einer besonderen Bindung. In: Hebammeninfo 3/2006. Neustadt/Weinstraße: 33

ENKIN, Murray, W. et al. (1998): Effektive Betreuung während Schwangerschaft und Geburt. Ein Handbuch für Hebammen und Geburtshelfer. Wiesbaden

ENSEL, Angelica (2002): Hebammen im Konfliktfeld der Pränatalen Diagnostik. Zwischen Abgrenzung und Mitleiden. HGH Schriftenreihe 10. Karlsruhe

ERDLE, Helmut (2002): Recht der Gesundheitsfachberufe und Heilpraktiker (bis Mai 1999: Das Recht der Heilberufe, Hebammen und Heilpraktiker). Stand: 37. Ergänzungslieferung. März 2002. München

FELDENKRAIS, Moshé (1968): Bewusstheit durch Bewegung. Frankfurt am Main

FRIESACHER, Heiner (2008): Theorie und Praxis pflegerischen Handelns. Begründung und Entwurf einer kritischen Theorie der Pflegewissenschaft. Osnabrück

FROMM, Erich (1978): Haben und Sein. Die seelischen Grundlagen einer neuen Gesellschaft. Darmstadt

FUCHS, Thomas (2000): Leib, Raum und Person. Entwurf einer phänomenologischen Anthropologie. Stuttgart

FUCHS, Thomas (2008): Leib und Lebenswelt. Neue philosophisch-psychiatrische Essays. Zug/Schweiz

GADAMER, Hans-Georg (1990): Wahrheit und Methode. Grundzüge einer philosophischen Hermeneutik. Band 1. 6. Auflage. Tübingen

GAHLINGS, Ute (2006): Phänomenologie der weiblichen Leiberfahrungen. Freiburg/München

GESELLSCHAFT FÜR QUALITÄT IN DER AUSSERKLINISCHEN GEBURTSHILFE E. V. (QUAG) (Hg.) (2004): Qualitätsbericht 2003. Außerklinische Geburtshilfe in Deutschland. Unter: www.quag.de/downloads/QUAG_bericht2004.pdf [15.01.2008]

GROSS, Mechthild/BARRE, Friederike/STENZ, Gabriele (2005): Evaluation der Umsetzung der Hebammen-Fortbildungspflicht 2002–2005 gemäß § 7 HebBO NRW und Entwicklung eines Fortbildungskonzeptes für den Fortbildungszeitraum 2005–2008. Im Auftrag des Ministeriums für Arbeit, Gesundheit und Soziales des Landes Nordrhein-Westfalen. Düsseldorf

GROSSHEIM, Michael/WASCHKIES, Hans-Joachim (1993) (Hg.): Rehabilitierung des Subjektiven. Festschrift für Hermann Schmitz. Bonn

HAUSKELLER, Michael (1995): Atmosphären erleben. Philosophische Untersuchungen zur Sinneswahrnehmung. Berlin

HEBAMMENFORUM (2002): Ausschreibung zur konzeptionellen Entwicklung eines Curriculums für die berufliche Erstausbildung von Hebammen/Entbindungspflegern an deutschen Fachhochschulen mit dem Abschluss Bachelor of Midwifery. Bonn: 37

HEBAMMENHILFE-GEBÜHRENVERORDNUNG (2007): Vertrag über die Versorgung mit Hebammenhilfe nach § 134a SGB V zwischen den Berufsverbänden der Hebammen und den Spitzenverbänden der Krankenkassen. Karlsruhe

HEIDEGGER, Martin (2001): Sein und Zeit. Herausgegeben von Thomas Rentsch. Berlin

HGH SCHRIFTENREIHE (1999): Leitfaden Schwangerschaft – Geburt – Wochenbett. Hannover

HORSCHITZ, Harald/KURTENBACH, Hermann (1994): Hebammengesetz mit den Richtlinien der Europäischen Gemeinschaft und der Ausbildungs- und Prüfungsordnung für Hebammen mit Erläuterungen. 2. Auflage. Hannover

HORSCHITZ, Harald (1999): Keine Heilkundebehandlung durch Hebammen bei pathologischen Zuständen. In: Deutsche Hebammenzeitschrift 7/99. Hannover: 379–382

HORSCHITZ, Harald/KURTENBACH, Hermann (2003): Hebammengesetz. Gesetz über den Beruf der Hebamme und des Entbindungspflegers vom 4. Juli 1985. Hannover

HUTCHISON, WILLIAM D./DAVIS, KAREN D., LOZANO, ANDRES M. et al. (1999): Pain-related neurons in the human cingulate cortex. Nature Neuroscience 2: 403–405

INTERNATIONAL CONFEDERATION OF MIDWIVES (ICM) (2002): Essential competencies for basic midwifery practice. Unter: http://www.internationalmidwives.org/Portals/5/Documentation/Essential%20Compsenglish_2002-JF_2007%20FINAL.pdf [15.1.2008]

JANSSEN, Patricia et al. (2009): Outcomes of planned home birth with registered midwife versus planned hospital birth with midwife or physician. In: Canadian Medical Association Journal (CMAJ) 2009. 181: 377–383

JOSUTTIS, Manfred (1993): Gespräche in Atmosphären. In: Großheim, Michael/Waschkies, Hans-Joachim (Hg.): Rehabilitierung des Subjektiven. Festschrift für Hermann Schmitz. Bonn: 267–279

KITZINGER, Sheila (1980): Geburtsvorbereitung. Ein Buch für Kurse, Gruppen und Beratung. München

KLUCK, Steffen (2008): Der Zeitgeist als Situation. In: Rostocker Phänomenologische Manuskripte. 3/2008, herausgegeben von Michael Großheim. Rostock

KNÖSS, Klaus (2000): „Ich lebe noch…“ In: Sozialmagazin, 25. Jg. 7–8, 34–36

KORBEI, Volker/ADAM, Michael (1997): Natürliche Geburten. Film. München

KRAUS, Alfred (2005): Phänomenologisch-anthropologische Aspekte der Diagnostik und der Klassifikation in der Psychiatrie. In: Schmoll, Dirk/Kuhlmann, Andreas: Symptom und Phänomen. München: 55–71

KÜHN, Dorothea (2006): Schwangerenbetreuung aus salutogenetischer Sicht. In: Hebammeninfo 4/2006. Neustadt/Weinstraße: 17–19

LAMNEK, Siegfried (2005): Qualitative Sozialforschung. Lehrbuch. 4. Auflage. Weinheim/Basel

LEBOYER, Frédérick (1987): Geburt mit Leboyer – Wellen des Lebens. Film. Titelnummer: 3-466-34127-2. München

LEBOYER, Frédérick (2006): Atmen, singen, gebären. Düsseldorf/Zürich

LIPPENS, Frauke (1992): Geburtsvorbereitung. Eine Arbeitshilfe für Hebammen. Hannover

LIPPENS, Frauke (2003): Geburtsvorbereitung. Eine Arbeitshilfe für Hebammen. 8. Auflage. Hannover

LOYTVED, Christine (2004): Geduld in der Geburtshilfe aus historischer Perspektive. In: Die Hebamme 17. Stuttgart: 18–21

LOYTVED, Christine (2006): Hausgeburt und Klinikgeburt. In: Impulse. 50/2006. Hannover: 7–8

LUTZ, Bernd (1995): Metzler Philosophen Lexikon. Von den Vorsokratikern bis zu den Neuen Philosophen. Zweite Auflage. Stuttgart/Weimar

MAHAYNI, Ziad (Hg.) (2002): Neue Ästhetik. Das Atmosphärische und die Kunst. München

MAYER, Birgit (2000): Blinde Kinder erfahren sich und die Welt im Tanz. In: Sozialmagazin, 25. Jg. 7–8, 37–40

MINISTERIUM FÜR ARBEIT, GESUNDHEIT UND SOZIALES DES LANDES NORDRHEIN-WESTFALEN (2005): Empfehlende Ausbildungsrichtlinie für die staatlich anerkannten Hebammenschulen in NRW. Dezember 2005. Düsseldorf

NAGER, Frank (1999): Intuition. Brücke von der Heiltechnik zur Heilkunst. In: Ausfeld-Hafter, Brigitte (Hg.): Intuition in der Medizin. Grundfragen zur Erkenntnisgewinnung. Bern: 149–162

NOLTING, Hans-Peter/PAULUS, Peter (1996): Psychologie lernen. Eine Einführung und Anleitung. 6. Auflage. Weinheim

ODENT, Michel (1992): Geburt und Stillen. Über die Natur elementarer Erfahrungen. München

OTT-GMELCH, Jutta (2007): Sexualität, Erotik ... und Hebammentätigkeit. In: Hebammeninfo 3/2007. Neustadt/Weinstraße: 19–21

PÄDAGOGISCHER FACHBEIRAT DES BUNDES DEUTSCHER HEBAMMEN (PFB) (2005): Ohne Titel. Unter www.hebammenverband.de/index.php?id=859&no_cahce=1&sword_list[]=Curriculum [1.2.2008]

PASCUAL-LEONE, ALVARO/TORRES, FERNANDO (1993): Plasticity of the sensori motor cortex representation of the reading finger in Braille readers. Brain 116: 39–52

PETERMANN, Silke/AMSHOFF, Tobias (2007): Impulskraft aus dem Beckenboden. In: Hebammeninfo 5/2007. Neustadt/Weinstraße: 24–25

PULS, Roswitha (1994): Sanfte Töne: Harmonie zwischen Mutter und Kind in der Schwangerschaft. München

RENFREW, Mary (1997): The Development of Evidence Based Practice. In: British Journal of Midwifery. Vol 5, No. 2, 100–104

RENNEN-ALLHOFF, Beate/SCHAEFFER, Doris (Hg.) (2000): Handbuch Pflegewissenschaft. Weinheim/München

RIEGL, Gerhard F. et al. (1996): Ideale zukunftssichere Geburtsklinik: Wöchnerinnen sehen – Geburtskliniken – sehen Wöchnerinnen. Eine Befragung von 17000 Wöchnerinnen und Klinikmitarbeitern durch das Institut für Management im Gesundheitsdienst. Augsburg

SAYN-WITTGENSTEIN ZU, Friederike (Hg.) (2007): Geburtshilfe neu denken. Bericht zur Situation und Zukunft des Hebammenwesens in Deutschland. Bern

SCHISCHKOFF, Georgi (1991): Philosophisches Wörterbuch. 22. Aufl. Stuttgart

SCHMITZ, Hermann (1992): Leib und Gefühl. Materialien zu einer philosophischen Therapeutik. Herausgegeben von Gausebeck, Hermann/Risch, Gerhard. 2. Auflage. Paderborn

SCHMITZ, Hermann (1995): Der unerschöpfliche Gegenstand. Grundzüge der Philosophie. 2. Auflage. Bonn

SCHMITZ, Hermann (2005): Situationen und Konstellationen. Wider die Ideologie totaler Vernetzung. Freiburg/München

SCHMITZ, Hermann (2005a): Der Gefühlsraum. System der Philosophie III, Teil 2. Studienausgabe. Bonn

SCHMITZ, Hermann (2005a): Was ist ein Phänomen? In: Schmoll, Dirk/Kuhlmann, Andreas: Symptom und Phänomen. Phänomenologische Zugänge zum kranken Menschen. Freiburg, München: 16–28

SCHMITZ, Hermann (2007): Der unerschöpfliche Gegenstand. Grundzüge der Philosophie. 3. Auflage. Bonn

SCHMOLL, Dirk (1993): Vom symbiotischen Leib zum zerschnittenen Körper. Anthropologische und psychoanalytische Überlegungen zu einem Fall von offener Selbstschädigung. In: Großheim, Michael/Waschkies, Hans-Joachim (Hg.): Rehabilitierung des Subjektiven. Festschrift für Hermann Schmitz. Bonn: 223–246

SCHMOLL, Dirk/KUHLMANN, Andreas (Hg.) (2005): Symptom und Phänomen. Phänomenologische Zugänge zum kranken Menschen. Freiburg/München

SCHUMANN, Marion (2009): Vom Dienst an Mutter und Kind zum Dienst nach Plan. Hebammen in der Bundesrepublik 1950–1975. Göttingen

SCHUMM, Claudia (2007): Feng Shui im Kreißsaal. In: Deutsche Hebammenzeitschrift 6/2007. Hannover: 31–33

SCHWINGEL, Markus. (2003): Pierre Bourdieu zur Einführung. 4. Auflage. Hamburg

SCHWITZKE, Heike (1995): Haptonomie. Eigenverlag Erkrath

SEELINGER, Anette (2003): Ästhetische Konstellationen. Neue Medien, Kunst und Bildung. München

SHEARER, Elisabeth (1996): Randomized trials needed to settle question of impact of childbirth classes. In: Birth 23 (4): 206–208

SIEBOLDS, Marcus (1998): Die therapeutische Realität in der Alltagsdiabetologie – Zwischen Größenwahn und Begrenztheit. In: Merke, Klaus (Hg.): Umbau oder Abbau im Gesundheitswesen. 4. Kongress Gesundheit und Medien. Deutsche Gesellschaft für Kommunikationsforschung. Berlin: 271–284

SIEGEMUNDIN, Justine (1992): Geburthen 1752. Hof-Wehe-Mutter. Celle

SOENTGEN, Jens (1998): Die verdeckte Wirklichkeit. Einführung in die Neue Phänomenologie von Hermann Schmitz. Bonn

STADELMANN, Ingeborg (1997): Die Hebammensprechstunde. 6. Auflage. Eigenverlag Kempten

STAEHR, Elsbeth v. (1990): Der große Atemzug fürs Kind. Schwangerschaftsgymnastik, Geburtsvorbereitung, Geburt. Berlin

TOMATIS, Alfred (1987): Der Klang des Lebens. Reinbek bei Hamburg

TOMATIS, Alfred (1994): Klangwelt Mutterleib. München

TSCHAMLER, Herbert (1996): Wissenschaftstheorie. Eine Einführung für Pädagogen. 3. Auflage. Bad Heilbrunn

UZAREWICZ, Charlotte/UZAREWICZ, Michael (2005): Das Weite suchen. Einführung in eine phänomenologische Anthropologie für Pflege. Stuttgart

UZAREWICZ, Charlotte (2005a): Leibphänomenologie – (k)ein Thema für Pflege? In: Perspektiven 2/2005. Köln: 1–3

VELDMAN, Frans (1986): Haptonomie. Die Wissenschaft von den Grundlagen der Affektivität. Centre International de Recherche et de Développement de l'Haptonomie (C. I. R. D. H.). Oms

VERNY, Thomas/KELLY, John (1983) : Das Seelenleben des Ungeborenen. Frankfurt am Main

WELSCH, Wolfgang (2003): Ästhetisches Denken. 6. erweiterte Aufl. Stuttgart

WHO (2000): Zweite WHO-Ministerkonferenz Pflege- und Hebammenwesen in Europa. München, Deutschland; EUR/01/5010309. Unter: http://www.euro.who.int/mediacentre/PR/2000/20010909_27?language=German [15.02.2008]

WHO (2000a): Die Familien-Gesundheitsschwester. Kontext, Rahmenkonzept und Curriculum. Pdf-Datei: EU/OO/5019309/13. Unter: www.familiengesundheitspflege.de/seiten/content/frame.php?id_mnu=122 [15.02.2008]

WIENBRUCH, Ulrich (1993): Das bewusste Erleben. Ein systematischer Entwurf. Würzburg.

WIENBRUCH, Ulrich (2000): Das konkrete Ich. Würzburg

WILBERG, Gerlinde M./HUJBER, Karlo (1991): Natürliche Geburtsvorbereitung und Geburtshilfe. München

ZOEGE, Monika (2002): Hebammenausbildung. Eine Untersuchung zur Qualifizierung von Hebammen vor dem Hintergrund der soziologischen Professionalisierungsdebatte. Hannover

ZOEGE, Monika (2004): Die Professionalisierung des Hebammenberufs. Anforderungen an die Ausbildung. Bern

Anhang

Im Vorfeld der Arbeit wurden verschiedene praktizierende Hebammen gebeten einen authentischen geburtshilflichen Fall zu verschriften, bei dem ein dissonantes Gefühl, eine Irritation aufgetreten ist, die sich jedoch in der Situation nicht an medizinisch-technischen Parametern verifizieren lassen konnte. Die Fallvignette wird hier bis auf minimale redaktionelle Veränderungen originalgetreu wiedergegeben. So wurden die Hervorhebungen auch von der Kollegin vorgenommen.

Fallvignette 1
2001
Kollegin möchte anonym bleiben, 19 Jahre Berufserfahrung

Anfang 2001 kam ich um 22:00 Uhr als Hebamme zum Nachtdienst in den Kreißsaal (KRS). Der KRS war leer bis auf eine Frau, die Tür zu ihrem KRS war geschlossen. Die diensthabende Kollegin saß in Zivilkleidung am Schreibtisch im Vorraum und wartete auf mich, weil sie schnell nach Hause wollte.

Die Kollegin machte die Übergabe (bei der Übergabe war während einer Wehe ein Wehklagen/Jammern der Frau aus dem angrenzenden Raum zu hören).

- II. Grav., II. Para am Termin, mit leichter beginnender Wehentätigkeit
- Es handele sich um eine Frau mit Zustand nach primärer Sectio bei BEL, jetzt liege das Kind in SL
- Sie sei seit einer Stunde da und habe alle 10 Minuten eine Wehe, also noch nichts Besonderes
- Der Vaginalbefund sei noch recht unreif: Portio 1–2 cm, MM 2 Fidu, Kopf abschiebbar
- Die Assistenzärztin sei da gewesen, der US habe physiologische Befunde ergeben, es sei alles o. k., aufgrund des Zustandes nach Sectio sei Labor abgenommen worden.

Die langjährig berufserfahrene Kollegin teilte mir ihre Einschätzung der Situation mit

- Die Frau habe aufgrund der vorangehenden Geburt durch primäre Sectio keine realistische Vorstellung von Wehenschmerzen bekommen
- Sie überschätze die jetzigen Wehen deutlich bzgl. ihrer Stärke, es handele sich nicht um einen wirklichen Geburtsbeginn, dafür seien die Wehen zu schwach, zu selten und der Befund zu unreif
- Am besten solle sie mit einem Entspannungsmittel noch einmal zum Schlafen zur Station und der Mann nach Hause geschickt werden

Die Kollegin verabschiedete sich bei mir und ging nach Hause.

Ich betrat den KRS, in dem die Frau zugedeckt im weichen Bett lag, der Partner saß neben ihr.

Ich begrüßte das Paar, zog mir einen Stuhl heran und setzte mich. Ich wollte mir einen eigenen Eindruck verschaffen.

Auf die Frage, wie es ihnen gehe, sagte sie:

Es gehe ihr gar nicht gut. Sie habe in der Wehe Schmerzen. Sie machte einen sehr konzentrierten und nicht übertrieben ängstlichen Eindruck.

Bald kam die nächste Wehe und die Frau jammerte. Auf die Frage, ob die Wehe schmerzhaft gewesen sei, sagte sie, dass die Wehe selbst nicht so schlimm sei, das werde schon sicher noch stärker werden. Aber sie hätte solche Schmerzen auf der linken Seite nahe der Leiste.

Mir kam die Situation komisch vor. Die Lautäußerung der Frau entsprach nicht ihrer eigenen Weheneinschätzung und meiner Palpation der Wehenstärke. Ich wollte mir einen genaueren Eindruck verschaffen.

Sie ließ sich noch einmal bereitwillig und sehr entspannt von mir untersuchen. Der Befund entsprach dem meiner Kollegin, der Kopf war schwer abschiebbar. Die Sectionaht war nicht sonderlich druckschmerzhaft. Aber die Frau schaute ängstlich, wenn links seitlich neben der Naht Druck ausgeübt wurde.

Mein Eindruck war, dass es sich nicht um einen Geburtsbeginn handelte, die Frau insgesamt gelassen und nicht übertrieben schmerzempfindlich wirkte, sie aber bei den leichten Wehen jammerte und bei Druck in der linken Leistennähe Angst hatte. Es passte irgendwie nicht zusammen.

Ich teilte ihnen mit, dass ich sie ja nicht kennen und mir die Situationseinschätzung dadurch erschwert würde. Vor diesem Hintergrund wolle ich dem Partner ein paar Fragen stellen. Der Mann war damit einverstanden.

Ich fragte ihn, wie seine Frau mit ungewöhnlichen Situationen/Herausforderungen anderer Art normalerweise umgehe. Der Partner war im Stande seine Frau in wenigen Sätzen zu charakterisieren.

Er teilte mit Nachdruck mit, er kenne seine Frau so verunsichert überhaupt nicht. Sie stehe sonst mit beiden Beinen im Leben, habe eine bodenständige Art, eine grundsätzliche eigene Sicherheit und packe Probleme erst einmal an und schätze sie als zu bewältigen ein.

Sie habe ein gutes Körpergefühl und sei damals traurig wegen des notwendigen Kaiserschnitts gewesen und habe sich jetzt gefreut eine normale Geburt zu erleben.

Auf die Frage, ob ihr Mann sie richtig einschätze, stimmte die Frau dem zu. Es machte den Eindruck, als sei sie sogar stolz, wie gut er sie kenne und beschreiben könne.

Das Jammern der Frau bei der nächsten Wehe passte wieder nicht zur Wehe. Bei mir gingen alle Alarmanlagen an.

Ich rief die Assistenzärztin an (ca. 22:20 Uhr) und bat sie noch einmal in den KRS. Sie war bereits im Bett und nicht begeistert, wo sie doch alle möglichen ärztlichen Untersuchungen durchgeführt hatte, was ich denn jetzt noch von ihr wolle. Ich teilte ihr mit, dass bei der Frau etwas nicht stimme und ich eine drohende Uterusruptur nicht ausschließen könne.

Sie machte noch einmal einen US, fand nichts, aber für mich war das Druckgefühl in der Leiste weiterhin seltsam. Ich bat die Assistenzärztin den Chefarzt (Hintergrunddienst) anzurufen und zu informieren.

Am Telefon machte sie ihm gegenüber vage Aussagen, eigentlich wisse sie auch nicht genau, weshalb sie anrufe. Die Hebamme habe sie darum gebeten.

Der Chefarzt bat darum mit der Hebamme selbst zu sprechen. Er sagte: „Sagen Sie mir Ihren Eindruck." „Ich kann es durch nichts wirklich belegen, die Wehen sind schwach, der Befund unreif, der Kopf schwer abschiebbar, das CTG in Ordnung, der US auch im Sectionahtbereich ohne Befund. Aber ich glaube, dass die Frau vor einer Uterusruptur steht oder sie schon hat, es ist keine hysterische Frau!"

Der Chefarzt und ich hatten bereits drei Jahre zusammengearbeitet. Er hatte oft erlebt, dass ich gesagt hatte: „Gehen Sie ruhig noch einmal, es dauert noch, wir brauchen Zeit, ich rufe Sie später."

Er sagte: „Informieren Sie die Anaesthesie und den OP, wir treffen uns unten. Ich sehe im OP selbst noch einmal nach."

Gegen 23:00 Uhr waren wir alle im OP, der Chefarzt verschaffte sich selbst einen Eindruck und ließ sich meine Einschätzung und wie ich dazu kam noch einmal beschreiben. Gegen 23:15 Uhr wurde das Kind durch Kaiserschnitt geboren. Auf der linken Seite des Uterus war beim Öffnen der Bauchdecken ein gut 3 cm langer Riss in der alten Sectionarbe sichtbar.

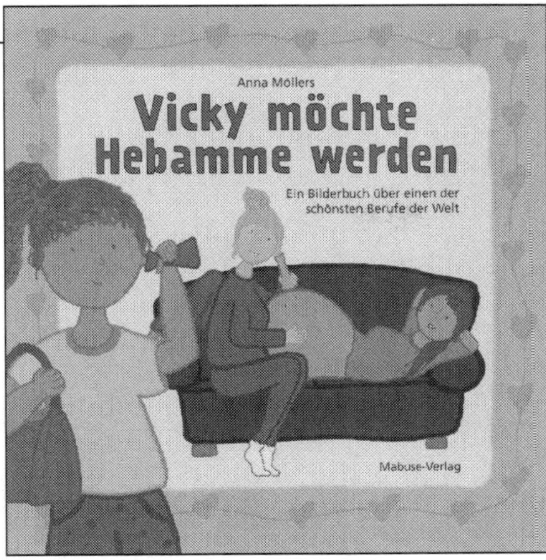
Anna Möllers
Vicky möchte Hebamme werden
Ein Bilderbuch über einen der schönsten Berufe der Welt
Mabuse-Verlag